統合失調症からの回復に役立つ
治療と日常生活のポイント

—患者さんに知っておいてほしいこと—

著
渡 部 和 成

星 和 書 店

Seiwa Shoten Publishers

2-5 Kamitakaido 1-Chome
Suginamiku Tokyo 168-0074, Japan

Useful Ideas on the Treatment and Daily Life for Recovering from Schizophrenia

by

Kazushige Watabe, M.D., Ph.D.

もくじ

はじめに　1

Ⅰ．患者さんに知っておいてほしい治療と日常生活の15のポイント　9

ポイント1　統合失調症は、今、乗り越えなければならない人生の壁でしょう。　10

ポイント2　統合失調症について無知であることは、患者さんの人生最大の不幸と言えるでしょう。　16

ポイント3　教育‐対処‐相談モデルで治療すれば、統合失調症は誰もが乗り越えられる壁となるでしょう。　22

ポイント4

統合失調症の急性期には、ご家族や専門家の判断を優先させ、自分の判断をひとまず停止する勇気を患者さんが持つことが必要になる場合があるでしょう。 28

ポイント5

統合失調症の慢性期には、患者さんは医師にただ従っていくのではなく、医師と相談しながら積極的に治療に関わって、自分の人生の主導権を握っていることが大事なことでしょう。 33

ポイント6

統合失調症の急性期が過ぎた後は、患者さんがご家族と共有する生活リズムを保ち、無理のない日課を行っていくことが、社会性回復の第一歩となります。 39

ポイント7

ご家族とのコミュニケーションをうまくすることは、症状に打ち勝つために必要な日常生活上の基本です。 44

ポイント8

症状には二段階法で対処し、症状に惑わされて心のエネルギーを浪費することを避け、溜めたエネルギーを使って症状以外に注意を集中できる

ようになることが大切でしょう。 50
ポイント9
心の病気である統合失調症では、患者さんがいかにうまく頭を空にして体を動かせるようになるかが、病状管理の鍵となるでしょう。 56
ポイント10
再発を防ぐには、精神的な調子が悪かったのは病的体験であったことを認識し、日々自身の限界設定を誤らず自己管理をし続けることが必要です。 62
ポイント11
統合失調症は原因不明で、根治薬はなく、統合失調症治療薬は、症状を軽減するための対症療法薬であることを忘れてはなりません。 68
ポイント12
統合失調症の薬物療法は、最初はダイナミック療法で始まり、目標は単剤少量療法であると理解しましょう。 73
ポイント13
統合失調症治療では、患者さんは孤立を避け仲間をつくり、うまく生きている他の患者さんの真似をすることが大切です。 81

ポイント14 統合失調症治療は、常に段階を踏んでゆっくりと、しかし着実に社会復帰・自立に向けて進めていくことが大切でしょう。 85
ポイント15 統合失調症治療の目標は、症状が消えてなくなることではなく、症状がありながらも患者さんが自分らしく生きられるようになることです。 89

Ⅱ．症例でポイントをチェックしましょう 93

症例1 病からの回復と自立に向けて、二歩前進一歩後退と焦らず着実に歩んでいる三十代の女性 98
症例2 患者心理教育を受けて、「否定されない世界へ行きたい」と言わなくなった二十代の女性 103
症例3 患者心理教育に参加したことが、安心して退院することへの保証になった三十代の男性 106

症例4　ご家族と主治医以外に信用し相談できる人を持てるようになったことが、回復へのステップアップにつながっている三十代の男性　109
症例5　SDM（情報共有下の医師と患者による治療法の決定）により通院治療ではなく入院治療を選んだことが、元の仕事への完全復帰につながった三十代の男性　113
症例6　患者心理教育に参加して、薬が効く素地ができた三十代の女性　121
症例7　統合失調症治療では、薬物療法に頼りすぎず心理社会的療法をしっかりやることが大切であることが、非常によく分かるケース：三十代の女性　127
症例8　母親と会話することで幻聴にうまく対処している三十代の女性　134
症例9　段階的な社会参加がうまくできている三十代の女性　137
症例10　SDM（情報共有下の医師と患者による治療法の決定）により服薬ではなく持効性薬剤の注射を選んで、生活の質を改善できた二十代の男性　140

症例11 ＳＤＭ（情報共有下の医師と患者による治療法の決定）により持効性薬剤の注射を選び、患者さん自身とご家族が服薬のストレスから解放され、病状が安定した二十代の女性　146
症例12 二回患者心理教育に参加して、自信を持って病気を管理し、社会参加できるようになった二十代の女性　150
症例13 病識を持って規則的に通院して落ち着き、個性を生かした仕事に就くことができた四十代の女性　157
症例14 家庭環境の変化が患者さんのストレス軽減と意欲の改善につながった三十代の女性　160
症例15 「力まず、焦らず、ゆっくりと、自然体で生きていけば良い」と考えられるようになった二十代の女性　163
症例16 退院後病状が安定し、ボランティアを楽しめている五十代の女性　166

文献　171
おわりに　175

はじめに

1

人は、どう生きれば幸せを感じられるのでしょうか。

我が国では、人の寿命は、今や、人生八十年と言われるほど長くなっています。このような長い人生の中で、誰もが自分の人生を振り返って見つめるときが必ずあるものだろうと思います。

人は、長い人生を生きた後に、人生の意義を質問されて人生を振り返ったとき、悔いなく納得のいく人生であったと答えることができたなら、そのとき人は、最大の幸福を感じられるのだろうと思います。

ですから、人生は生き急ぐ必要はまったくないでしょうし、幸福につながる良い成果を人生の早期に出さなければならないこともないだろうと思います。

ところで、数学者は十代から二十代という人生の早い時期に学問的成果を出すことが多いようです。しかし数学者でも一個人としての人生の成果は、また別だろうと思います。

人生においては、何事も急がば回れのたとえにあるように、事に対してじっくり構え、十二分に考えて、地に足を着けた的確な判断をした後、あわてず行動に移すようにすると丁度良いのでしょう。人生は、ゆっくりゆっくりで良いのでしょう。

さて、私は、統合失調症治療の専門家ですから、ここで、統合失調症の患者さんの人生について考えてみたいと思います（**表1**参照）。

統合失調症とは、脳の前頭葉《ぜんとうよう》、側頭葉《そくとうよう》、大脳辺縁系《だいのうへんえんけい》などの部位で機能異常が見られる病気です。もう少し詳しく説明しますと、統合失調症では、ドーパミンという神経伝達物質の脳内でのはたらきに異常があることが分かっています。しかし、その機能異常を引き起こす原因はよく分かっていません。ですから、今現在、人類は、ドーパミンの機能を修正することを目的とした対症療法的な薬の開発はできていますが、まだ統合失調症を原因から治し切る根治薬は手に入れていないと言えるでしょう。

統合失調症は、脳という「体の病気」ですが、病気の症状として、幻聴、妄想、滅裂、興奮、引きこもり、意欲減退、社会性の低下などの心と行動の異常が見られる「心の病気」とも見ることができます。

そうすると、統合失調症は、対症療法的な薬しか使用できないために、なかなか治療す

表１．統合失調症について

①**原因不明**の**脳の病気**である。
②**100 人**に **1 人**の割合で発症する。
③**思春期～青年期**に好発する。
④**陽性症状**（幻聴、妄想、興奮など）、**陰性症状**（意欲減退、引きこもりなど）、**認知機能障害**（記憶力低下、注意・集中力低下、判断力低下、計画性低下、対人関係の困難など）、**抑うつ症状**（憂うつ、絶望など）の４つの症状があるが、認知機能障害が基本症状である。
⑤**慢性疾患**である。
⑥**薬物療法**と**心理社会的療法**による治療が有効である。
⑦病気を管理し、健常者と共に生きていけること（ノーマライゼーション）が治療の目標である。

ることが容易ではない心の慢性疾患と言えるでしょう。

このように、統合失調症は、体の病気である高血圧や糖尿病と同じように長期間にわたる治療を必要とする慢性の病気ですから、患者さん自身が、病気を抱えながらも病気の症状を管理しながら、長い人生をうまく生きていくことが課題となる病気の一つと言って良いでしょう。また、患者さんが、どう社会参加していくようになれるかも治療課題に含まれてくると言って良いでしょう。

すると、統合失調症では、幻聴や妄想などの華々しく目立つ症状がどう軽くなったり消失したりしたかではなく、患者さんがどのように生きられるようになっているかが、治療がうまくできているかどうかを判定する究極の基準になると言っても過言ではないでしょう。

先ほど、長い人生だから焦る必要はないとお話ししましたが、ましてや、このような判定基準を持つと考えてよい統合失調症の治療では、焦ってしまっては良い結果が得られないでしょうし、間違った方向に進んで失敗してしまうかもしれません。ゆっくりじっくりと生きていくことが大切なのですが、ここのところが、難しいところです。特に若い患者さんは、焦って結果を早く求める傾向がありますので、要注意です。

また、患者さんが、統合失調症という病気とその治療法についてよく知らないことから、日々どうすれば統合失調症を克服できるのか分からず絶望し、人生を簡単に諦めてしまって、治療を放棄するようなことになってもいけません。たった一回の掛け替えのない人生ですから。

私は、長年、**患者・家族心理教育**[1〜6、8〜23、25〜30]（**表2**と**表3**参照）と**薬物療法**[3、7、8、10、15、24、25、29、30]（**表4**参照）を融合した統合失調症治療が専門の精神科医として、北は北海道から南は沖縄県までの全国から集まって来られた多くの患者さんとご家族に対し、入院や通院治療により、患者さんの統合失調症という病からの回復へ向けての助言・指導をしたり相談に乗ったりしてきました。

本書では、私の治療経験を通してたどり着いた統合失調症治療の極意を「知っておいてほしい治療と日常生活のポイント」という形で統合失調症の患者さんたちにお伝えしたいと思っています。統合失調症の患者さんには、ぜひ、本書に記してある大事な15のポイントを理解し実践して、ゆっくり着実に治療を進めて、統合失調症からの回復を目指し、自信を持って生きられるようになっていただきたいと思います。

表 2. 患者心理教育の「統合失調症に負けないぞ教室」*について

統合失調症患者さんを対象とした認知集団精神療法（10 ～ 20 人）で、6 回 1 クール（5 つのプログラム；毎週水曜日 14 時 30 分～ 15 時 30 分）としてエンドレスに行っている。入院か通院かの別なく参加でき、患者さんが、多くの患者さんと一緒に、病気からの回復に向けて勉強したり話し合ったりしながら頑張っていく教室である。

第 1 回　幻聴君と妄想さんを語る会①
第 2 回　幻聴教室
第 3 回　新しい集団精神療法
第 4 回　幻聴君と妄想さんを語る会②
第 5 回　栄養健康教室
第 6 回　フォーラム S

5 つのプログラム

・**幻聴君と妄想さんを語る会**：
統合失調症の患者さんが、自分の体験（症状）と対処法を話しているビデオ（幻聴、妄想、暴力、自閉、回復がテーマ）を観た後、意見や感想を述べ合う会。認知療法。ピアサポートとしての役目もある。患者心理教育の中で最も印象に残ったプログラムとして患者さんに支持されている。病識の獲得に効果的である。

・**幻聴教室**：
冊子を用いて、幻聴について総合的に学ぶ会。幻聴を症状ではなく体験として受け止め、対処法を学ぶ。認知療法。幻聴教室ノートを作り、まとめる。妄想に対しても同じ考えで対処できることも学ぶ。

・**新しい集団精神療法**：
スライドと治療の栞を用いて、統合失調症の疾患理解、治療法、リハビリなどについて学ぶ会。治療戦略ノートを作成する。やや難しいところもあるが、患者さんから病気の理解ができたと支持され、患者心理教育を終了した患者さんから、終了後ずっと折に触れて治療の栞と治療戦略ノートを見て復習しているという意見も聞かれる。

・**栄養健康教室**：
スライドを用いて、肥満防止のための栄養摂取法と運動法について勉強する会。BMI（Body Mass Index；肥満の指標）、有酸素運動などについて学ぶ。

・**フォーラム S**：
幻聴君と妄想さんを語る会に参加したことがある患者さんが集まり、精神症状と日常生活についてフリートークする会。患者さんから 2 つのテーマ（入院患者さんと通院患者さんから 1 つずつ）を出してもらい話し合う。

＊現在は、愛知県の北津島病院統合失調症治療センターで実施している。

表3. 家族心理教育の家族教室[*1]とみすみ会[*2]について

Ⅰ. 家族教室

統合失調症患者さんを持つご家族を対象としたオープンな教室である。患者さんが当院で入院または通院治療しているかどうかには関係なく、統合失調症患者さんを持つご家族なら誰でも参加できる。

8回を1クールとして、第1・3木曜日13時30分～15時に行っている。

統合失調症治療では、ご家族が統合失調症という病気と症状を理解し、患者さんをうまくサポートできるようになることが大切であるという考えのもと、10～20人のご家族に集まってもらって実施している。当教室では、勉強だけでなく家族間交流も大事にしている。

〈家族教室のテーマ〉

第1回　脳の疾患
第2回　原因と経過
第3回　治療
第4回　薬物療法
第5回　リハビリテーション
第6回　家族の役割
第7回　幻覚の擬似体験と福祉制度の説明
第8回　鎮静の擬似体験とディスカッション

Ⅱ. みすみ会

家族教室を終えた人が参加する、エンドレスの勉強会としての家族会。家族教室で学んだことの復習を兼ねた統合失調症治療に関する勉強と家族間交流を目的としている。

約30人のご家族が参加している。第2木曜日の13時30分～15時に行っている。

＊1，＊2 現在は、愛知県の北津島病院統合失調症治療センターで実施している。

表４．統合失調症の薬物療法について

①統合失調症の治療薬は、**抗精神病薬**という。

②**陽性症状**（幻聴、妄想、興奮など）、**陰性症状**（意欲減退、引きこもりなど）、**認知機能低下**（記憶力・集中力・判断力の低下など）という統合失調症の症状を改善する薬を飲む。中でも認知機能を改善する効果がある薬が良い。

③あくまでも対症療法的な薬であるので、副作用が少ない薬が良い。

④1種類の抗精神病薬で治療できることが望ましい（**単剤療法**）。

⑤薬の量はなるべく少ない方が良い（**少量療法**）。

⑥症状が軽減あるいは消失しても、患者さんが主体的に薬を飲み続ける必要がある（**服薬アドヒアランス**）。

⑦8種類ある新規抗精神病薬あるいは非定型抗精神病薬といわれるものが良い（**リスペリドン、ペロスピロン、オランザピン、クエチアピン、アリピプラゾール、ブロナンセリン、クロザピン、パリペリドン**）。

I. 患者さんに知っておいてほしい治療と日常生活の15のポイント

人生を見据えての統合失調症の捉え方から、病から回復するための治療法や治療目標の設定の仕方まで、大切なことを15のポイントにまとめました。各ポイントごとに、詳しい解説文を載せてあります。それぞれの解説を読みながら、ポイントの内容を十分に理解するようにしてください。

さあ、**ポイント1**から始めましょう。

ポイント1 統合失調症は、今、乗り越えなければならない人生の壁でしょう。

人生という道は、決して鏡のように平らであったり、目の前をさえぎるものもなく見通しが良かったりするものではありません。誰もが、人生の道を歩んでいるとき、上り坂や下り坂で何度も調子をくずし、疲れたり、道連れを失って意気消沈したり、分かれ道にぶつかってどちらの道を選べば良いのか迷って悩んだり、突然行く手を立ちふさぐ大きな「壁」が現れて茫然自失したり途方に暮れて絶望してしまったりすることがあるでしょう。

このように、人生では色んなことが起こりますが、「壁」は人生最大のピンチです。そのような壁に、人生の早い時期にぶつかる人もいれば、遅いタイミングでぶつかる人もいて、壁にぶつかる時期は人によって大きく異なるでしょう。しかし、壁は、すべての人に一生のうちに必ず一回は現れるものだろうと思います。

どのような壁であろうと、どんな時期に現れようと、壁は乗り越えねばなりません。人生を生き抜くことが、この世に生を受けた者にとって最も大事なことでしょうから。人は、へこたれることなく壁を乗り越え歩き続けると、壁を乗り越えてこその感動に震える経験をすることができ、生きている幸せを感じられるだろうと思います。そのような感動体験をすることなく、たった一度の人生を終えてしまっては、不完全燃焼の残念な人生となってしまうでしょう。人とは、草木や動物とは違い、心をはたらかせ感動する経験を重ねて生をまっとうする存在なのでしょうから。

さて、統合失調症は、

ポイント1

たいてい思春期から青年期にかけて発症し、原因不明で治療が容易ではない病気ですから、人生のかなりの早期に現れる大きな壁と言えます。

人生経験がまだ豊富ではない若い時期のことですので、患者さんの壁に立ち向かい乗り越える力と知恵は、十分とは言えないので大変です。しかし、統合失調症の患者さんは、他の人より早い人生のタイミングで、誰もが一度は経験する大きな壁の一つにぶつかったにすぎないと考えれば、間違いなく、統合失調症という壁を勇気を出してなんとか乗り越え、その後の人生を大事にする必要があるでしょう。

統合失調症という壁の大きさは、どの程度なのでしょうか。

統合失調症では、患者さんが自分は病気であると認めることが容易ではありません。その理由を考えてみましょう。次のような二つの理由が挙げられるだろうと思います。

一つ目は、自分の身に引き起こされている異常現象を自分に危害を加えようとする現実の出来事ではなく、統合失調症の症状の幻聴や妄想であると指摘されてしまうと、自分を守るためにせざるを得なかった理解や解釈が認めてもらえず、生きる努力を全否定されたように感じ、患者さんは、簡単には病気であることを受け入れることができないのだろうということです。

二つ目は、患者さんも社会の一員ですから、患者さん自身が、古来から歴史的に引き継がれ現在なお社会に広がっている統合失調症に対する偏見や差別から免れることはできませんので、自分のことを統合失調症という病気だとは認めたくないという潜在的意識がはたらくのだろうということです。

ですから、統合失調症では多くの場合、壁が存在していることさえ、患者さん本人に認識されていないことが多いと思われます。すると、統合失調症は、いわば透明な壁と言わざるを得ず、患者さんには、統合失調症は単純に乗り越えることが困難な壁として存在しているだけではなく、壁を乗り越える以前の問題が立ちはだかっていることになります。このように考えますと、統合失調症は、非常に大きな人生の壁であると言ってよいでしょう。

そのような統合失調症という壁を乗り越えるには、どうしたら良いのでしょう。

統合失調症を乗り越えるには、まずは、透明な見えない壁を患者さんが見える壁にしないといけないでしょう。見える壁にするには、患者さんが「**病識**（自分は統合失調症であるという認識）」を持つことがまず必要となります。

一般的には、統合失調症では、患者さんは病識を持てないと言われています。私は、それは誤りだろうと思っています。統合失調症の患者さんが希望を持てるような正しい病名[19、21、22、27]告知をきちんと受ければ、患者さんは病識[26、30]を持てるようになると思います。

今から十年前の二〇〇二年に、「精神分裂病」から「統合失調症」へと呼称変更がありました。精神分裂病という名前は、軽症化している最近の病態に合っておらず、また予後（病気の行く末のこと）が格段に良くなっているにもかかわらず、人に差別的な刻印を押すような印象を抱かれやすくふさわしくないとの理由で、統合失調症に変更されたという経緯があります。このあたりのことは、治療者が忘れてはいけないことですし、患者さんに希望を持ってもらえるように治療上の指導をしなければならないということにつながっていきます。

呼称変更後は、以前より病名告知をしやすくなったと言われていますが、告知の仕方には、まだ問題が残っているのかもしれません。病識を持てるような告知にしなければいけないと思います。私は、一〇〇％病名告知をしていますし、後でくわしく述べますように希望のもてる病名告知の仕方を工夫して行っています。

病名告知を受けた患者さんが、統合失調症という病気について勉強し、統合失調症を患《わずら》っているのは自分だけではないと安心し、統合失調症は良くなると納得できれば、患者さんは、「自分は統合失調症だが大丈夫だ」と思えるようになり、必ず病識を持つことができるようになります。

病名告知と病識獲得により、統合失調症は、透明な壁であったものが、乗り越えられる壁となるはずです。

さあ、今、統合失調症を患っている人は、勇気を持って統合失調症という壁を乗り越え、目の前から未来に向かって延びている人生の道を自信を持って再び歩き始めましょう。

ポイント2 統合失調症について無知であることは、患者さんの人生最大の不幸と言えるでしょう。

一般的に、統合失調症は、**回転ドア現象**という言葉を使って説明されますように、一度入院治療して退院してもすぐに再入院してしまい、再入院回数が多くなる病気だと考えられています。

では、なぜ、入・退院を繰り返す回転ドア現象になってしまうのでしょうか。

それには、患者さんの病識のなさや服薬の中断・拒否、ご家族の薬に対する抵抗、ご家族が患者さんの病状を軽く考えてしまうことなどの色々なことが影響しているのでしょう。

しかし、回転ドア現象の原因は、一口で言うとすれば、患者さんやそのご家族が、統合失調症について「無知」であることから、治療がうまく続けられないことにあるのだろうと思います。

無知で入・退院を繰り返していると、社会性の回復を図ることがどんどん困難になっていきますので、患者さんは人生を失ってしまいかねません。これは、大変残念なことです。無知から人生を失ってしまうとしたら、統合失調症について無知であることは、重大なことであり人生最大の不幸ということになるだろうと思います。

ここで、統合失調症の五年非再入院率を指標とした予後に関する私の研究[17,19]から明らかになったことを紹介しておきたいと思います。

五年非再入院率とは、入院治療し退院した患者さんのうちで退院後五年間、再入院も通院中断もせず継続して通院できている患者さんの割合を表したものです。入院中に薬物療法を受けながら、**心理社会的療法**[注]である患者心理教育に参加し、統合失調症について勉強した患者さんの五年非再入院率は、薬物療法だけで入院治療した患者さんのそれの二倍高いということが分かりました。

（注）心理社会的療法：非薬物療法の一つ。認知機能や精神症状の改善と、社会生活の改善を目的として行う治療法。心理教育、認知行動療法、社会生活技能訓練（ＳＳＴ）などがある。

この結果は、逆を言えば、

医師の言う通りに薬を飲んでいても、統合失調症について勉強せず無知であれば、回転ドア現象を起こしやすく人生を失うことにつながりやすい

ということを示しています。この結果からも、「**統合失調症について無知である**」ことは**患者さんの人生にとって不幸なことである**、ということが分かります。

また、この結果からもう一つ見えてくることがあります。それは、患者さんがショックを受けるので統合失調症の病名告知をしないという医師がよくいますが、そのような態度は、統合失調症の治療では間違いであるということです。

ここで、私が行っている**病名告知**の方法について説明しましょう。(19)

私は、初診時に患者さんの訴えを聴いた後、患者さんにこう言います。

「あなたからお聞きした話から、あなたの現在の状態を言い表すと、『あなたは、今、心や行動をまとめることがうまくいってない状態だ』と言えますね」

と。それに対して、患者さんは
「その通りだ」

と言います。

そこで、私は、次のように言います。

「分かりました。では、『今、心や行動をまとめることがうまくいってない状態』という言葉を他の言葉に置き換えてみましょう。まず、『心や行動をまとめること』は『**統合**』となります。『今、うまくいってない』というのは、調子を崩しているわけですから、『**失調**』となります。また、『状態』というのは『症』と言います。それら三つの言葉をくっつけると、『**統合失調症**』となります。それが、あなたの病気です。よろしいでしょうか」

と。これを聞いた患者さんは、

「はい、分かりました」

と言います。その後、私は続けて
「あなたの病気は統合失調症ですから、これから統合失調症の治療をしていきましょう。『**症**』は状態で、状態は変化します。水が氷に変わり、あるいは、水が水蒸気に変わるように、です。だから、統合失調症も変わる、つまり良くなるということです」

と話します。

このように工夫した病名告知に対しては、患者さんは嘆きもしませんし、ショックも受けませんし、抵抗も示しません。むしろ、患者さんは安心して、ただ素直に納得してくれます。工夫した病名告知は、患者さんを無知から救い、患者さんに希望を与えるでしょう。他の病院で病名告知をされずに治療を受けていて良くならず、私のもとを受診した患者さんが、このような私の病名告知を受けて、私に

「よく理解できた。もっと早く、前の病院でも本当の病名を教えてほしかった」

と言うのです。

先ほど、私の研究結果についてお話ししましたが、それには続きがあります。患者さんが患者心理教育を受けるだけでなく、そのご家族が同じく心理社会的療法である家族心理教育を受けると、すなわち患者さんとご家族が同時に心理教育を受けると、患者さんの五年非再入院率は、薬物療法だけの患者さんのそれの三・五倍に高くなっていました[20、22]。このことから、患者さんが、病名告知を受け患者心理教育に参加し、病気について理解し病気を管理できるようになるだけでなく、同時にそのご家族が家族心理教育に参加し病気を理

解し、患者さんをうまくサポートできるようになることが、患者さんの回復には大事なことであると言えます。

無知から脱出する方法は、患者さんが、病名告知を受け、患者心理教育に参加し、病気について理解し、家族心理教育に参加したご家族からの情報を生かしていくことであると言えるでしょう。

ポイント3
教育－対処－相談モデルで治療すれば、統合失調症は誰もが乗り越えられる壁となるでしょう。

統合失調症を理解するモデルとして最も支持されているのは、**ストレス－脆弱性《ぜいじやくせい》－対処モデル**です。

このモデルは、原因不明だけれども生まれながらの脳の器質的問題を背景とした発症の脆弱性（発症危険性）を持つ人に、その人の対処能力（発症抵抗性、レジリエンス）(注)を超える大きなストレスが加わると統合失調症を発症するという考え方です。また、統合失調症の生まれつきの発症しやすさがある（脆弱性を持つ）患者さんに、過大なストレスが加われば統合失調症が発症するが、患者さんのレジリエンスが高ければ発症しないかもしれないし、患者さんによる対処がうまくいけば病状が増悪《ぞうあく》しないかもしれない、ということにもなります。

しかし、このモデルでは、統合失調症という病気の発症メカニズムは理解できますが、実践的・具体的な統合失調症の治療法や治療ゴールはよく分かりません。

私は、二〇一〇年に統合失調症治療を理解するモデルとして**教育 - 対処 - 相談モデル**を提唱しました(23、25、27)。

この教育 - 対処 - 相談モデルは、統合失調症治療の実践法をキーワード的に説明しているもので、私が統合失調症治療の大事な構成要素としての患者・家族心理教育を長年続けてきた中で得られた最良の統合失調症の治療方式を表しています。

ここで、教育 - 対処 - 相談モデルを詳しく説明しましょう。

（注）レジリエンス（resilience）：抗病力、回復力、自然治癒力、生きる力を意味する。

教育・対処・相談モデルとは

統合失調症の患者さんが、認知療法である集団精神療法としての**患者心理教育**に参加することにより、病識を持てるようになる。

←

病識を持った患者さんは、統合失調症という病気を理解し、受け入れ、「病気なのは自分だけではない、仲間と一緒に回復に向かうことができる」と気づき、幻聴や妄想などの症状に**対処**する技術を身につけ、うまく対処できるようになる。

←

すると、患者さんの**レジリエンス（抗病力、回復力、自然治癒力、生きる力）**が高まり、患者さんは自信を持てるようになり、病状が安定し、周りのご家族や患者さんの仲間や医師や医療・行政・福祉スタッフにうまく病気や生活について**相談**できるようになるだろう。

←

患者さんがうまく相談し続けられていることが回復しているということである。相談しながら、患者さんは、就労を含めた自立に向かって歩むことができるようになるだろう。

という治療思想になります。

周囲の人々に相談できて自立に向けて歩めている患者さんの状態が、統合失調症という壁を乗り越えられた姿であると言えるでしょう。

このように、教育 - 対処 - 相談モデルの考えによる治療をしようとする患者さんにとって、統合失調症は、人生の壁であることに変わりはありませんが、患者さんが乗り越えられる壁として受け止めることができるようになるでしょう。

教育 - 対処 - 相談モデルに関して、もう少し理解を深めてみましょう。

教育 - 対処 - 相談モデルは、

①統合失調症治療は決して薬物療法だけで事足りるものではなく、**薬物療法**と同時に患者心理教育などの**心理社会的療法**が重要だということ
②患者さんの**社会性の向上・回復**が統合失調症治療の目標であるということ

の二つを示していると考えられるでしょう。

教育・対処・相談モデルでの治療により、患者さんは、患者心理教育で、病気から良くなるための薬以外の大事なことを知り、症状に対処する力の重要性に気づき、相談・自立することの大切さを意識できるようになります。そうなれば、患者さんは、たとえ症状は存在していても、自分の人生を大事にしていけることの幸せを感じることができるようになるでしょう。

では、患者さんが壁を乗り越えるための薬物療法としては、どのようなものが良いのでしょうか。

薬だけでなんとか治療しようとすると、患者さんに飲んでもらう薬の用量は増え、たくさんの種類の薬を同時に大量に服用させるという**多剤併用大量療法**（詳細は129ページの注1、注2参照）になってしまいがちになるでしょう。それでも、患者さんの病気が良くなれ

ばいいのでしょうが、なかなかうまくいきません。そればかりでなく、大量の薬を飲むことになれば、悪いことに患者さんは薬によって化学的に抑えつけられ、常に横たわっていたり一日中ボーッとしていたりすることになりかねず、社会性の回復にはつながりません。

ですから、患者さんが壁を乗り越えるための適切な薬物療法は、患者さんが、病状の波はあっても回復へ向けての努力をし続けられる程度まで症状を軽減できる、必要最小限の用量を維持していく薬物療法であろうと思います。

以上述べましたように、患者さんが、教育‐対処‐相談モデルの考えによる治療法で統合失調症を治療していくと、統合失調症という壁をうまく乗り越えられるようになれるだろうと思います。また、教育‐対処‐相談モデルでは、患者さん一人の力で病気を良くしようというのではなく、**患者さんの集団による治療的効果**が病気が良くなるのに重要であると説明しています。ですから、教育‐対処‐相談モデルによる治療は、誰もが等しく一緒に統合失調症という壁を乗り越えられる治療法となりうるだろうと思います。

ポイント4

統合失調症の急性期には、ご家族や専門家の判断を優先させ、自分の判断をひとまず停止する勇気を患者さんが持つことが必要になる場合があるでしょう。

統合失調症の病状、主に**陽性症状**（幻聴、妄想、興奮など）が著《いちじる》しい時期を**急性期**と言いますが、急性期には、発症したときの**急性発症期**と安定した後に再び病状が悪化する場合の**急性増悪《ぞうあく》期**の二つがあります。

その急性期では、患者さんが幻聴や妄想に支配されて、興奮していたり考えや行動がまとまらなかったりするため、落ち着くように、患者さんは一刻も早く精神科医に診てもらう必要があります。この場合、患者さんが自らの意思で医師に診てもらいに病院に行くことは少なく、心配したご家族が患者さんを病院まで連れて行く場合が多いでしょう。

このようなとき、患者さんが、いかにご家族の判断を信用しそれに従えるかが、大事になってきます。つまり、急性期では、患者さんは症状に支配されていて、的確な判断ができにくい状況になってしまっているでしょうから、患者さんが自分の判断をひとまず停止して、ご家族の判断を優先する勇気を持つことが必要になるでしょう。そのためには、患者さんは、十分に時間をかけて、ご家族の話を聞くことができると良いでしょう。そのためには、ご家族の力も大きいでしょう。

また、通院している患者さんは、**どういう場合に調子を崩したと判断するか**、また**調子を崩したときにはどうするか**を、日頃からご家族と具体的に相談して決めておくことが必要だろうと思います。

例えば、

・イライラするようになった
・ひとり言が増えた
・大声を出すようになった

・物に当たることが多くなった
・眠れなくなっている
・家族との交流を避けるようになった
・昼夜逆転するようになっている

などの様子が見られたら、調子を崩したと判断されるのでしょうが、患者さん自身が考える不調の状態を**自分の言葉で表現**しておくと良いでしょう。

同時に、患者さんは、不調時の対処についてあらかじめご家族と話し合っておき、具体的に例えば

・「ご家族の指摘について、（患者さんが）患者仲間の意見を聞いてみる」
・「ご家族が、病院に電話し、どうしたら良いか相談する」
・「ご家族と一緒に病院に行き、どうすべきかを医師に相談する」

などと決めておくと良いでしょう。

次に、病院を訪れたときには、患者さんが、医師の判断を自身の判断より優先できるかが重要になります。新患の場合は、「薬を飲むように」とか、「しばらく通院するように」とか、「入院治療した方が良い」とか、また、通院中の場合では、「しばらく、薬を少し多めに飲むように」とか、「通院を以前より頻繁にするように」とかの医師の言葉を、患者さんが、心から腑に落ちていなくても、ひとまず納得して受け入れられるかどうかが重要になるでしょう。患者さんは、十分に時間をかけて医師の話を聞くようになれると良いでしょう。

ここで、私の急性期での診療の進め方を紹介しましょう。

急性期の患者さんに対しては、患者さんの話を聞き、患者さんの同意を得たうえで同伴して来ているご家族の話も聞いて、医師としての判断を伝えるようにしています。この際には、新患の場合は病名告知も含みます。先ほど述べましたように、統合失調症を「統合」「失調」「症」と三つに分けて説明する[23、26、27]ことから始め、「今は、心や行動をまとめることが、うまくいっていない状態である」ことを理解してもらうように話し、「だから今大事なことは、心や行動をまとめることがうまくいくようにすることである。そのためには、私が言う治療が必要である」と伝えます。

また、私は、薬物療法を説明する際にも、処方薬を選択した理由、処方薬に期待する効果と処方薬の副作用を説明するようにしています。

このように、急性期でもきちんと時間をかけて患者さんに説明しています。それは、患者さんに、勇気をもって自分の判断をひとまず停止してご家族や専門家の判断を優先させてもらうためにも、その後の治療をうまく進めるためにも、大事なことだろうと思います。人は、自由を制限され、半ば命令的な指導を受け入れるように言われて、おとなしく従うことはなかなか難しいものです。

ですから、患者さんは、

その時に応じた精神状態の理解と判断・対処について、時間をかけてご家族と話し合い、また医師から説明を受けること

が大切です。

ポイント5

統合失調症の慢性期には、患者さんは医師にただ従っていくのではなく、医師と相談しながら積極的に治療に関わって、自分の人生の主導権を握っていることが大事なことでしょう。

統合失調症治療を効果的に行っていくための基本的考えにふさわしいモデルは、私が提唱する教育 - 対処 - 相談モデルであると思います。

このモデルでは、患者さんの病からの回復と社会参加・自立を実現することを目標としていますので、統合失調症の**維持期・慢性期**での患者さんのあり方が重要になってきます。

日頃の適切な患者さんのあり方は、患者さんがご家族にサポートしてもらいながら主体的に治療に参加し、毎日の生活に安心し、自信を持てるようになっていることです。
つまり、患者さんは、

治療を含めた自分の人生の主導権を握る

ようになっていなければなりません。

そうすると、患者さんの治療態度としては、医師の言う通り薬を飲むだけだったり、症状や日常生活の不安や困難さについて、診察時に医師に何も言わなかったり事実を伝えなかったりではいけません。医師は専門家ですから、患者さんの表情、態度、言葉から患者さんの精神状態を推し量り、診断と治療に結び付けることはできますが、患者さんにとって最もふさわしい治療ができるようにするためには、

患者さんから医師に伝える情報が正しく豊富であること

が大事になります。患者さんの状態を一番よく知っているのは、患者さん自身ですから、

患者さんから医師に伝える情報が治療の土台となるべきでしょう。

患者さんからの正確な情報なしでは、医師は患者さんの今の状態に最もふさわしい薬の種類と薬の量を決めることはできません。また、医師が、薬を使わずに精神療法や心理社会的療法で患者さんの状態の変化に対応しようとするときでも、患者さんからの正確な情報が必要となります。大事なことは、「患者さんが調子が悪いことを医師に話しても、薬が増えるとは限らない」ということです。

医師が患者さんの全体像を把握できるように、患者さんは、睡眠の質や不安・心配の程度や外出時に気になることなど、つい見逃してしまいそうなことについても、主導権を持って時間をかけて相談し、医師からのコメントを聴き、指導してもらうようにすることが大切です。

医師に本当のことを言って相談すること

医師は、たくさんの統合失調症の患者さんを診ていますから、色々な患者さんの人生を知っています。医師からは適切な助言をもらえますので、

が、うまく治療を続けるためには何よりも大事なことだと言えます。
例えば、次のような患者さんと医師とのやりとりが、理想的でしょう。

①ある日の診察場面

患者さん：「幻聴がひどくてつらいです」
医師：「大変そうだねえ。幻聴を無視するとかの対処法は、うまくできていますか？」
患者さん：「対処しようとはしていますが、難しいです」
医師：「対処しようとしても、うまくいかないこともあります。薬にもう少し助けてもらうと、うまく対処できるかもしれませんね。少し楽になるように、ほんの少し薬を足しましょうか？」
患者さん：「はい、お願いします」

②その数カ月後の診察場面

医師：「以前、幻聴が大変でしたが、最近はどうですか？」
患者さん：「幻聴はありますが、対処できているので大丈夫です」

医師：「では、睡眠はどうですか？」
患者さん：「幻聴があって、少し寝つけないときがあります」
医師：「睡眠を十分取れていることが大切ですので、幻聴が少し減るように、薬を増やさなくても大丈夫ですか？」
患者さん：「なんとか対処できていますから、薬は今のままでいいです。薬は合っていると思います。それから、今、仕事をしようと思っています。仕事に集中すれば、幻聴は無視しやすくなりますから、薬は今のままでいいです」
医師：「では、薬は増やさないで様子を見ましょう。あなたの言う通り、仕事に集中できれば、幻聴の対処は、うまくできるようになりますから、大丈夫でしょう。でも、無理はしないようにしてくださいね」
患者さん：「はい、分かりました」

患者さんと医師との間でこのようなやりとりができていると、治療の主導権は患者さんが握っていることになります。この患者さんは、医師に本当のことを話して薬を調整してもらいながらも薬に頼り切っているのではなく、心理社会的療法で習った幻聴への対処法

（54ページに記載）をしていこうという意思をしっかり持っています。

患者さんは、このような治療態度を持っていることが大切でしょう。

ポイント6

統合失調症の急性期が過ぎた後は、患者さんがご家族と共有する生活リズムを保ち、無理のない日課を行っていくことが、社会性回復の第一歩となります。

統合失調症の症状を一言で言い表すと、**社会性の低下**となります。ですから、統合失調症治療の目標は、当然**社会性の回復**となるでしょう。一番小さな社会は家庭ですので、家庭における患者さんの社会性の回復を図ることが、最も初めになすべきことだろうと思います。

家庭での社会性の回復を図っていく時期は、患者さんが病状のコントロールをして急性期を乗り越え、安定し始めたとき以降が良いでしょう。
では、家庭での社会性の回復について、どう考えれば良いのでしょうか。

家庭での社会性の回復とは
患者さんが、まずはご家族と共通の時間を過ごせて、
次に、ご家族とコミュニケーションをすることができて、
さらに、ご家族との共同作業ができること

と言えるでしょう。(27)
そうなるためには、家庭での社会性の回復を図るための土台が必要となりますが、それは

患者さんが症状をうまく管理しながら、ご家族とほぼ同じリズムで生活できること

だろうと思います。そういう中で、患者さんは、

ご家族と相談しながら、家庭での社会性の回復のための工夫を考え、実行が容易な工夫から順に始めていく

と良いでしょう。そして、家庭での社会性の回復の最終段階としては、患者さんが、家を拠点とした単純な社会生活ができるようになることも含まれるでしょう。

家庭での社会性の回復ができた後の次の段階は、社会に出たうえでの複雑な人間関係を伴う行動ができるようになることだろうと思います。その中には、

・買い物に行く
・何かを楽しみに外出する
・何かを習いに行く
・デイケア（ショートケアを含む）や作業所（87ページの注参照）などを利用する
・アルバイトをする

などが入ってくるでしょう。

以上をまとめますと、社会性の回復を図っていく具体的方法とそれらを行っていく順序は、次のようにすると良いと考えられるでしょう。

社会性の回復のために――具体的方法と順序

①家庭での朝起きて夜寝るという生活のリズムを守る。

※これは、リズム形成だけでなく、ご家族との共通の時間を持ち、コミュニケーションを取るために必要なことです。

②日中に家でできる日課を一つ工夫し行っていく。

※日課は、趣味、運動、家事の手伝いなど、どんなことでも良いでしょう。手伝いの中身は、ご家族と話し合って患者さんの役割として無理なくやれることを決めると良いでしょう。

③ご家族と一緒にできることを少しずつ増やしていく。

④ご家族と一緒に外出する。

※散歩、買い物などが良いでしょう。

⑤患者さん一人で外出する。

⑥患者さん一人で目的を持った外出をする。

※目的としては、買い物、ウィンドウ・ショッピング、運動、図書館の利用、屋外での娯楽など、何でも良いでしょう。

⑦デイケア、作業所、地域生活支援センターなどを利用する。

⑧行政・福祉の役所に相談に行く。

⑨就労支援センターを利用する。

⑩アルバイトやパートをして働く。

⑪自立する（単身生活を含む）。

このようなステップで、自立に向けた社会性の回復を進めていくと良いでしょう。そうすると、両親が亡くなった後の患者さんの生活についての心配であるいわゆる「親亡き後の不安」[27]も必要なくなるだろうと思います。

ポイント7

ご家族とのコミュニケーションをうまくすることは、症状に打ち勝つために必要な日常生活上の基本です。

患者さんは、どうしても家で過ごす時間が長くなります。病状のよくないときは特にそうでしょう。ですから、病気の管理に関しては、常日頃の家庭での過ごし方が重要になります。

では、患者さんが、家庭で統合失調症の症状に振り回されないようにするためには、どうしたら良いのでしょうか。

統合失調症の症状としては、**幻聴**と**妄想**が目立つものなので、幻聴と妄想を管理する工夫について考えておくことが必要でしょう。

患者さんが、幻聴や妄想の症状に支配されないための工夫としては、**人とコミュニケーションをする**ことが一番良い方法です[27]。その理由を説明しましょう。コミュニケーションには、

- 聴く
- 理解する
- 話す

という三つの行為があります。相手の話を聴き、話の内容を理解し、相手に答えて話すという一連の行為は、注意を集中して行う必要があります。ですから、

人とのコミュニケーションに心のエネルギーを集中できれば、幻聴や妄想という症状に心が振り回されることはなくなる

でしょう。

人は不器用ですから、二つのことを同時に同レベルにはすることができないものです。一方に気を配ると、他方はおろそかになります。つまり、幻聴や妄想に注意を向けて、その幻聴や妄想の内容に囚《とら》われてしまうと、目の前の現実には注意を払えず、現実への対応がおろそかになってしまいます。逆に、幻聴や妄想に囚われず無視して、目の前の現実に注意を集中できれば、幻聴や妄想が減ってきます。

そのような、現実に注意を向ける方法としては、コミュニケーションが最高です。患者さんは、

ご家族とのコミュニケーションを多くするように心掛ける

て良いでしょう。ご家族は、患者さんを助けてくれるのはもちろんですが、患者さんの状態を一番よく知っていますので、患者さんが頑張りすぎて、つい無理をしてしまうことを防いでくれます。そのようなご家族の対応により、患者さんは、コミュニケーションをほどほどに行っていくことができるでしょう。

ご家族とのコミュニケーションがうまくできるようになれば、患者さんは、病気につい

ての現状と不安を素直に**ご家族に話せる**ようになって、**相談できる**ようになります。そうなりますと、患者さんは、**ご家族との二人三脚**で病気に立ち向かえるようになり、楽になるだろうと思います。

ご家族とのコミュニケーションをうまくできるようになったら、その後、次のように段々とコミュニケーションの場を広げていくと良いでしょう。

ご家族とのコミュニケーション

←

医療スタッフとのコミュニケーション

←

友人とのコミュニケーション

←

隣人とのコミュニケーション

←

…………

と順にコミュニケーションの場を広げていく

ストレスの少ない人間関係

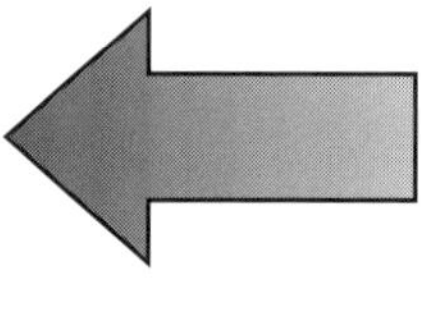

ストレスの多い人間関係

ストレスの少ない人間関係から、緊張や不安が強くなるストレス環境の中での人間関係へと、コミュニケーションの場を広げていく方法が賢い方法です。

以上のように、家族とのコミュニケーションをうまくすることは、病気の症状に打ち勝つために必要な日常生活上の基本であると言えます。

ポイント8

症状には二段階法で対処し、症状に惑わされて心のエネルギーを浪費することを避け、溜めたエネルギーを使って症状以外に注意を集中できるようになることが大切でしょう。

患者さんは、幻聴や妄想などの症状に囚《とら》われてしまうと、不安になったり怖くなったりイライラしたり興奮したり落ち着かなくなったりして、心のエネルギーを使いすぎて疲れてしまいます。そんなとき、患者さんは、どうしようもなくなって、幻聴や妄想に対抗するために大声を出したり周囲の人を攻撃したりしてしまい、いっそう現実ではない異常体験の世界に取り込まれてしまうこともあります。患者さんがこのような状況に陥らないようにするには、どのような治療法や対処法があるのでしょうか。

患者さんは、次のような順序で、幻聴や妄想への治療法や対処法を行っていくと良いでしょう。

幻聴や妄想への治療法や対処法

①幻聴や妄想を軽減する抗精神病薬による**薬物療法**をきちんと受ける。
②幻聴や妄想とは、**どんな体験か勉強**する（認知療法、心理教育などによる）。
③幻聴や妄想に対して、**二段階法**[27]で対処する。
④精神交互作用による幻聴や妄想への過度の**囚われから脱出**する。

それぞれの項目について、もう少し詳しく説明しましょう。

①幻聴や妄想を軽減する抗精神病薬による薬物療法をきちんと受ける。

薬物療法については、少し注意しておくことが必要です。幻聴や妄想がある患者さんは、抗精神病薬を飲むことをお勧めしますが、幻聴や妄想があるからといって、**薬だけで幻聴や妄想をなくそうと思わないでください**。抗精神病薬はあくまでも対症療法の薬ですから、薬だけでなんとかしようと思うと、おそらく抗精神病薬を何種類も使い用量も多くなる（多剤併用大量療法）ということになってしまうでしょう。そのとき幻聴や妄想は確かに減るでしょうが、**なくなりはしない**だろうと思います。反面、薬の副作用から、患者さんは一日中だるかったり眠かったりして横になることが多くなっているでしょう。この場合、患者さんは、大事な毎日をうまく過ごせなくなっているでしょう。それでは、元も子もなくなってしまいます。ですから、薬物療法はなるべく少量の薬で行うようにすることが大事です。その場合、幻聴や妄想への薬以外の治療法である③の対処法をうまく行っていくことが重要となります。ここで、注意しておかなければいけないことは、少量の薬で治療しようとする場合、患者さんは体がだるくなることはありませんが、幻聴や妄想に負けてしまって振り回されることがないように立ち向かわねばなりませんので、苦しい場面があるかもしれないということです。しかし、この苦しさは、患者さんが乗り切れるものですし、乗り切らねばならないものです。

次にすべきことは、②の幻聴や妄想についての勉強です。

②幻聴や妄想とは、どんな体験か勉強する（認知療法、心理教育などによる）。

幻聴や妄想は、症状としてではなく、**体験**として理解することが重要です。幻聴や妄想という症状を体験として捉えると、対処法をうまくやることによって体験は変わる、すなわち症状が軽くなったり消失したりすると考えられます。このような考え方は、**認知療法**に基づいています。この認知療法の考えが、私の患者心理教育「統合失調症に負けないぞ教室」の「幻聴君と妄想さんを語る会」と「幻聴教室」のバックボーン（基盤）となっています。

この対処法についてが③です。

③幻聴や妄想に対して、二段階法で対処する。

対処法は、二段階で行います。

幻聴であれば、

幻聴への対処法
第一段階…「無視し聞き流す（かかわらない、相手にしない）」
第二段階…「他へ注意を向け、そこへ集中する」

という方法です。また、妄想であれば、

妄想への対処法
第一段階…「考えをストップする」
第二段階…「他へ注意を向け、そこへ集中する」

という方法です。要するに、幻聴でも妄想でも対処法は同じです。
次に、④についてです。

④精神交互作用による幻聴や妄想への過度の囚われから脱出する。

人は、身体上で、ある現象や症状が生じると、それが気になってくる、気になるとよりいっそう現象や症状が強くなる、そしてよりいっそう気になってくる、となります。このような症状と注意の関係性を**精神交互作用**と言います。幻聴や妄想が生じている場合も、この精神交互作用がはたらいていますから、この精神交互作用を断ち切らなければ、心は幻聴や妄想に過度に囚われるようになり、悪循環から泥沼状態になってしまいます。精神交互作用を断ち切るには、この二段階法が有効です。

この二段階法を行うことで、幻聴や妄想に対処すれば、患者さんは心のエネルギーを浪費せず溜めることができます。患者さんは、溜まった心のエネルギーを現実世界で主体的に前向きに生きる力に変えられると良いでしょう。そのためには、**心のエネルギーを使って、症状以外の現実の事物に集中できるようになる**ことが大切です。

ポイント9

心の病気である統合失調症では、患者さんがいかにうまく頭を空《から》にして体を動かせるようになるかが、病状管理の鍵となるでしょう。

先ほど述べた幻聴や妄想への対処法の二段階法では、二段階目の方法をうまく実施することが対処に成功するコツとなります。具体的な二段階目の方法としては、色んなことが考えられると思います。その方法では、**注意を幻聴や妄想からそらして、他に集中すること**が基本となるわけですから、そのような注意を集中する方法としては、

・音楽を聴くこと

・本を読むこと
・ゲームをすること
・ご家族と会話すること
・眠ること
・ストレッチ運動などの体を動かすこと
・ウィンドウ・ショッピングをすること

など、何でも良いでしょう。

患者さんが、**これならできるという方法**をいくつかやれるようにしておくこと

が望まれます。
これらの方法の中では、**体を動かす**ことが推奨される方法です。
さらには、注意をそらせるよりも積極的に、

頭を空《から》っぽにして、体を動かすこと

が最も推奨される方法です。

その理由は次の通りです。

統合失調症は心の病気で、幻聴や妄想は頭の中の心の現象ですから、頭を空っぽにでき、幻聴や妄想のもととなる言葉がなくなると、幻聴や妄想は当然なくなるでしょう。しかし、頭を空っぽにすることは、そんなに容易ではありませんし、長続きもしにくいでしょう。

ですから、頭を空っぽにできるように、体を動かすようにすると良いのです。

・ストレッチ運動
・ラジオ体操
・ウォーキングや散歩
・洗濯や掃除や食器洗いなどの家事の手伝い

など、何でもかまいませんので、体を動かすことを二段階目の方法としてやるようにすると良いでしょう[27]。

幻聴や妄想への対処法は、当然、幻聴や妄想がひどいときだけ、その都度行う対策だけで良いわけではありません。幻聴や妄想の予防のために**常日頃から**行う対策も必要になってきます。

予防法としての具体的な方法では、

毎日の日課を作っておいて、毎日ある時間になれば**決まって体を動かす**ようにすること

がお勧めです。要は、

できるだけ孤立を避け、ボーッとすることを避け、考えすぎることを避けるようにしましょう

ということです。

例えば、次のような**日課を作り**、それを**毎日行う習慣**にすると良いでしょう。

（日課の例）
朝は十時から洗濯・掃除をする
昼は十三時から一時間散歩する
夜は十九時に食後の食器洗いをする

このような日課をこなしていけるようになると、患者さんは、孤立することがなくなりますし、ご家族とのコミュニケーションもよくなり、ご家族と相談できるようになります。そうすると、ご家族に対し安心・信頼できるようになりますし、患者さんのレジリエンス（抗病力、回復力、自然治癒力、生きる力）が高まって、薬が効く素地がゆるぎないものとなります。その結果、患者さんは、幻聴や妄想をよりいっそう減らせるようになるでしょう。

このようなことは、すべて幻聴や妄想が減ることに好都合なことばかりです。好循環となってきます。

しかし、幻聴や妄想への対処は、最初からうまくできるとは限りません。とりあえず、頭を空っぽにすること、体を動かすことが大事だということをいつも意識するようにしてください。段々うまく対処できるようになります。

ポイント10

再発を防ぐには、精神的な調子が悪かったのは病的体験であったことを認識し、日々自身の限界設定を誤らず自己管理をし続けることが必要です。

統合失調症は、慢性疾患で再発(注)・再燃が多い病気です。ということは、長期間、治療をし続けないといけないわけですから、患者さんの治療態度が、病気からの回復の見通しに大きく影響することになります。

その慢性疾患に対する大事な治療態度は、二つあるだろうと思います。

一つには、

治療期間がどんなに長期間になろうとも、適切な薬を適量、飲み続けることを守っていこうとする態度

です。もう一つは、

患者さんが、病気について理解したうえで、病気に負けない強い気持ちを持ち続けていこうとする態度

です。

では、患者さんが、病からの回復を目指し、負けない強い気持ちを持ち、病気に立ち向かおうとするとき、患者さんは具体的にどのような態度を取ると良いのでしょうか。

次のような態度を取るようにしてみてはいかがでしょうか。

(注) 再発・再燃:症状が完全になくなった後、しばらくして、症状が再び出てきた場合が再発である。一方、症状は軽度に残っているものの安定していた症状が、快方に向かうことなく再び悪化することが再燃である。

望ましい治療態度

①患者さんは、病気になってからの体験や行動を整理し、分析して「あのときは、確かに自分はおかしかった」と納得し、**病識を持ち**、様々な**過去への囚《とら》われをなくす**ことが大切です。それにより、患者さんは、心のエネルギーを現実に向けやすくなります。

②患者さんは、症状に振り回されないように**対処する**ことで、症状と闘わず**心のエネルギーを溜め**、溜まった心のエネルギーを使って、自分が不安定にならないように**自己管理**していくようにしましょう。

③患者さんは、現在目の前に広がる**現実世界に集中する**ようにしましょう。

④患者さんは、医師やご家族や医療・行政・福祉スタッフと**相談**して安心することで、来《きた》るべき将来への不安が肥大することを防ぎましょう。

⑤回復・自立への道では、患者さんが**焦らない**こと、**諦めない**ことが最も大切です。

⑥患者さんは、常に自分の心のエネルギーを量り、意識して自分の**限界設定**(注)をして、**頑張りすぎない**ように、高すぎる目標を置くことをしないようにしましょう。

また、どんなに順調に回復の道を歩んでいるように見えても、調子の波はあるものなので、回復への道筋では、**二歩前進一歩後退**で十分であるとすべきです。ウサギである必要はありません、カメで良いのです。大きく調子を崩さないように、回復の道をゆっくり慎重に進んでいきましょう。

ストレスを感じたときは十分に休息を取り、無理することなく、ゆっくり進もうと自分に言い聞かせること

ストレスを小さくするには、常に限界設定に注意しつつ**自分のペースで行動すること**が大切です。

ここで、**限界設定**について、もう少しお話ししましょう。(19)

(注) 限界設定：ここでいう限界設定とは、行おうとすることを、今持っているエネルギーの七〇～八〇%で、できることまでにしておくことをいう。無理したらできそうでもしないようにしたり、ついつい、やり過ぎてしまうことがないようにしたりすることが大切である。

限界設定がうまくできていないと、どうしても無理をしがちになったり、どうしても自分は「**普通**」（**Aとします**）だ、周りの人と何ら違いがないと思いたがるようになったりします。これは、危険信号です。なぜかと言いますと、普通だから薬を飲む必要がない、となってしまい、その後服薬しないことから調子を崩すようになり、挙句の果てには、再発してしまうからです。

しかし、これは、患者さんに、あなたは統合失調症だから「普通」にはなれないんだよと言っているのではありません。統合失調症の患者さんも「**普通**」（**Bとします**）になれます。

「普通」の定義が違うのです。先ほどの危険信号となる場合の「普通」（A）は、薬を飲んでいないで生きていることを意味していますし、私の言う「普通」（B）は、自分のことをよく知っていて何らかのセーブをかけながら生きていることを意味します。

「普通」（A）…周りの人と違いがない（だから薬を飲まない）

「普通」（B）…薬を飲みながらも、自分らしく生きている分かっていただけますでしょうか。健常者も、高血圧や糖尿病の人も、すべての人が、おそらくBの「普通」の生き方をしているのだろうと思います。どんな人でも自分なりの限界設定をしていないと、生きていくうえで失敗してしまうでしょう。Bの「普通」の中に、「薬を飲みながら慢性疾患を管理したうえで、自分らしく生きていること」が含まれるのです。統合失調症の患者さんもBの「普通」を心掛けていきましょう。

患者さんは、「普通」に生きていこうとすると、日々の目標は当然ながら、自分にとって高すぎるものであってはいけないでしょう。

まずは少しの努力をすればクリアできる目標を立て、
その目標を達成できれば、
次にもう少し努力を要するもう少しだけ高い目標を立てましょう。

このようなことを続けていけば、失敗せずに人生の大きな目標に到達できるでしょう。

ポイント11

統合失調症は原因不明で、根治薬はなく、統合失調症治療薬は、症状を軽減するための対症療法薬であることを忘れてはなりません。

統合失調症の症状には、陽性症状、陰性症状、認知機能障害[29]、抑うつ症状の四つがあります。

・**陽性症状**（幻聴、妄想、興奮など）
・**陰性症状**（意欲減退、引きこもりなど）
・**認知機能障害**（記憶力低下、注意・集中力低下、判断力低下、計画性低下、対人関係

の困難など）

・**抑うつ症状**（憂うつ、絶望など）

そして、統合失調症を治療する薬には、定型抗精神病薬と非定型抗精神病薬の二種類があります。極端なことを言いますと、

定型抗精神病薬は、陽性症状しか改善しない
非定型抗精神病薬は、陽性症状だけでなく陰性症状や認知機能障害も改善する

と言われています。しかし、大事なことは、

統合失調症治療薬は、症状を**対症療法**的に軽減改善する効果はあるが、根治薬ではないため、**効果は限定的**であると考えねばならない

ということです。

ところで、抗精神病薬は、確かに対症療法レベルの効果しかありませんが、その効果は誰にでも同じということではありません。うまく薬を使うには、**最大の薬効を引き出す工夫が必要**となるでしょう。

薬を飲んでいるときの患者さんの環境や患者さん自身の「素地」[25]が、薬の効果の良し悪しに大きな影響を及ぼす

と、私は考えています。

統合失調症の発症については、**ストレス - 脆弱性 - 対処モデル**で理解します。このモデルから分かりますように、統合失調症は、**脆弱性**という患者さんの生まれつきの統合失調症の**発症しやすさ**があって、そこに**対処できない過大なストレス**が加わると発症するということです。

ですから、患者さんが発症した際に遭遇したような大きなストレスがない病院のような**保護的環境**や**low《ロー》E E《イーイー》**（EEが少ないこと。EE〔expressed emotion〕とは、ご家族の患者さんに対する感情表出[6,16]）の家庭では、薬は患者さんによく効くでしょうし、また患者さんが**病識を持ち病気の管理をうまくできている**など、患者さんに薬が効く「素地」ができていれば、薬の効果は上がるだろうと思います。

ここで、ご家族の状態に関する言葉である「lowEE」について説明しておきましょう。LowEEとは、統合失調症患者さんの再発を防ぐのに大切なご家族のあり方で、ご家族の患者さんに対するネガティブな感情表出が少ないことを意味します。それには、次のような五つの条件があります。

LowEE の条件

1 批判しない
2 敵意を持たない
3 感情的に巻き込まれすぎない
4 褒める
5 温かな家庭を保つ

ご家族が lowEE になるには、ご家族が家族心理教育に参加することがお勧めです[6, 16, 27]。

患者さんのご家族が、統合失調症についての知識を得て、患者さんとのうまい関わり方を会得してlowEE家族となり、患者さんの症状を理解し、患者さんをうまく支えられるようになれば、患者さんの**レジリエンス（抗病力、回復力、自然治癒力、生きる力）**が高くなります[27、28]。レジリエンスが高いことが、薬が効く「素地」ができているということになります。

薬の効果を高めるために、患者さんから見て大事なことは、

患者さんが、ご家族や医師や様々な人々（医療・行政・福祉スタッフ）にうまく相談し、協力を得て、ストレスを小さくし、レジリエンスを高めること

だと言えます。

統合失調症治療薬である抗精神病薬は、あくまでも対症療法の薬ですので、副作用が少なく最適な効果が期待できる薬をなるべく少量飲んでいくようにすることが、最も大切なことになります。そうするためにも、患者さんはいつも医師と治療についてよく相談できていることが必要です。

ポイント12
統合失調症の薬物療法は、最初はダイナミック療法で始まり、目標は単剤少量療法であると理解しましょう。

患者さんは、統合失調症の薬物療法について理解しておくことが大切です。

統合失調症治療での主たる薬物は、**抗精神病薬**と言われる薬です。

抗精神病薬は、統合失調症で機能異常が見られる神経伝達物質であるドーパミンの脳内のはたらきを修正する作用があります。

抗精神病薬には、今から約六十年ほど前から使用されている**定型抗精神病薬**（**第一世代抗精神病薬**）と約十五年ほど前から使用されている**非定型抗精神病薬**（**第二世代抗精神神病

薬）があります。[3,7] 定型抗精神病薬は、陽性症状しか改善しないだけでなく、副作用である(注)**錐体外路症状**《すいたいがいろしょうじょう》（アカシジア、パーキンソン症状など）が出やすいので、最近はあまり使われません。これに反し、非定型抗精神病薬は、陽性症状、陰性症状、認知機能障害を改善するのみならず錐体外路症状が出にくいので、最近の主要な抗精神病薬となっています。非定型抗精神病薬には、現在**八種類**があります。それらは、リスペリドン、ペロスピロン、オランザピン、クエチアピン、アリピプラゾール、ブロナンセリン、クロザピン、パリペリドンです。

非定型抗精神病薬

・リスペリドン
・ペロスピロン
・オランザピン
・クエチアピン
・アリピプラゾール

・ブロナンセリン
・クロザピン
・パリペリドン

それぞれ、脳に作用するメカニズムが違いますので、患者さんごとに合った薬を選んで使用することが重要になります。

しかし、有用な非定型抗精神病薬にも、少ないといっても、様々な副作用が出る可能性はありますので、注意が必要です。

また、非定型抗精神病薬の剤形としては、錠剤や粉薬の他に、液剤や口腔内崩壊錠《こうくうないほうかいじょう》や徐《じょ》放剤《ほうざい》や持効性注射剤《じこうせいちゅうしゃざい》というユニークなものがあります[8,10,15,24,30]。

（注）錐体外路症状：アカシジア（ソワソワする）、パーキンソン症状（よだれが出る、ふるえる）、ジストニア（舌が出る、目が上へ行く）、ジスキネジア（口をモグモグする）がある。

非定型抗精神病薬の剤形

・**錠剤**
・**粉薬**
・**液剤**…リスペリドンとアリピプラゾールの二種類。内用液なので薬の吸収が速く速効性で注射の代わりに使用できたり、錠剤が飲めない患者にも飲んでもらえたりでき有用である。入院治療開始時の薬や頓服薬《とんぷくやく》（臨時に飲む薬）としても使用される。
・**口腔内崩壊錠**…オランザピン、リスペリドン、アリピプラゾールの三種類。口の中で数秒から数十秒で溶けるので、飲みやすい剤形である。入院治療開始時の薬や頓服薬としても使用される。
・**徐放剤**…パリペリドンの剤形。朝一回の服用で、飲んだ後、一日をかけてゆっくりと薬が吸収されるように工夫されている。毎日飲み続けることで、薬の血中濃度の日内変動がかなり小さくなって、薬効が安定するというメリットがある。
・**持効性注射剤**…リスペリドンの剤形。一回筋肉注射をすれば、二週間効果が持続する。二週間に一回繰り返し注射をすることで、薬の血中濃度の日内変動は非常に小さくなり、最も安定して薬効が期待できるというメリットがある。

患者さんの病状や病期（急性期か、慢性期・維持期）ごとに剤形を選んで使用することも大切なことになります。

実際の治療では、抗精神病薬の他に、抗精神病薬の効果を高めるための薬としての**補助薬**がよく使われます。

補助薬には、気分安定薬、抗不安薬、抗うつ薬、睡眠薬などがあります。

77 ポイント12

補助薬

・気分安定薬
・抗不安薬
・抗うつ薬
・睡眠薬

患者さんは、調子が悪いと言っても、幻聴や妄想（**抗精神病薬**が効きます）によるだけではありません。すなわち、幻聴や妄想に反応して気分が沈んだり（**抗うつ薬**が効きます）、イライラしたり（**気分安定薬**が効きます）、不安になったり（**抗不安薬**が効きます）、眠れなくなったりします（**睡眠薬**が効きます）。ですから、このような症状を補助薬で軽減することが、**抗精神病薬の治療効果を高める**ためには必要なことがあります。

さて、患者さんの病状が悪いときは、患者さんは急性期にあると考えられますが、急性期では、ダイナミックな薬物療法が必要です。

ダイナミックとは、**高用量**[注1]の抗精神病薬と補助薬の使用を積極的に行うことです。患者さんの病状に落ち着きが見られてきたら、まず補助薬を減らして、その後、抗精神病薬の**単剤少量療法**[注2]になるように調整していくことが理想的です。

患者さんの病状が安定した維持期・慢性期の薬物療法は、当然、単剤少量療法であるべきですが、臨機応変に病状の悪化を防ぐために薬用量を調節したり頓服薬（臨時に飲む薬）をうまく使ったりすることが必要になります。

ですから、患者さんは、

医師にうまく病状を説明し、医師と相談しながら、服用する抗精神病薬の種類・剤形・用量を医師と一緒に決めていけるようになる

と良いでしょう。これを**ＳＤＭ**（shared decision making：**シェアード・ディシジョン・メイキング**：情報共有下の医師と患者による治療法の決定）[24]と言います。

ところで、統合失調症の薬物療法では、もう一つ大事な言葉があります。それは、**服薬アドヒアランス**（注3）です。[30]これは、

（注1）高用量：ある抗精神病薬で使用できる用量の範囲内の多い方の用量で治療を行うことをいう。

（注2）単剤少量療法：単剤とは、薬物療法で使用する抗精神病薬が一種類だけの場合であり、単剤療法という。少量療法とは、ある抗精神病薬で使用できる用量の範囲内の少ない方の用量で治療を行うことをいう。なるべく使用する抗精神病薬の用量が少ないほど、からだへの負担が少なくて済む。

（注3）アドヒアランス（adherence）：風邪や虫垂炎などの短期間で治る急性の病気では、医師の言うとおりに数日間しっかり服薬すれば良いだろう。この場合の服薬態度は、コンプライアンスという。一方、統合失調症などの慢性の病気では、患者さんが病気を理解して、たとえ症状が消失したように見えても、自ら主体的に、回復へ向けて薬を飲み続けていくことが必要となる。この服薬態度をアドヒアランスという。

統合失調症の症状が軽減・消失しても、回復するためには、抗精神病薬を飲み続けるということ

です。

統合失調症は、慢性疾患であり、原因不明の機能的疾患ですので、薬を飲むことを中断すると、せっかく修正できていた機能異常も元に戻ってしまい、再発してしまいます。ですから、薬を飲み続けないと、患者さんは、統合失調症からの回復は望めません。

服薬アドヒアランスは、回復するための大事なことの一つと言えます。

ポイント13
統合失調症治療では、患者さんは孤立を避け仲間をつくり、うまく生きている他の患者さんの真似をすることが大切です。

統合失調症の病態は、一言で言えば社会性の低下ですから、患者さんは、どうしても自閉し引きこもり、会話が少ない状況になりがちです。ここで、自閉というのは、自分の心の世界に閉じこもることを言い、引きこもりというのは、社会的な交流がなく、家に閉じこもったり、物理的に自室に閉じこもったりすることを言います。

また、

「見張られている」

「外出すると後をつけられ嫌がらせをされる」

「外へ出ようとすると、わざと壁を叩く音が隣家から聞こえてくる」

などの被害妄想・幻聴・不安から外出できなくなってしまうこともあります。

ですから、統合失調症の患者さんは、病状そのものによって、やむなく、または病状から身を守るための方法として、引きこもり、孤立することが多くなります。

しかし、患者さんが孤立していては、病からの回復、すなわち社会性の回復はできません。

また、患者さん一人だけでなんとか病気に打ち勝とうとすることは大変なことですし、一人では病気に負けてしまいかねません。

ですから、なかなか勇気とエネルギーのいることでしょうけれども、患者さんは、

ご家族や周囲の人に助けてもらって、なんとか外出して、他の統合失調症患者さんと交わるようにして、孤立を避ける

ようにすることが、統合失調症の治療では大切なことになります。

その後、患者さんは、

医療スタッフの指導を受けて、他の患者さんと**仲間になり**、一緒に統合失調症について勉強したり、コミュニケーションを図ったり、作業やレクリエーションをしたりする

ようになると良いでしょう。

そして、病識を持ち、症状にうまく対処して、病気に打ち勝って生きようとしている他の患者さんを見つけたら、

うまく対処している患者さんが、していること

・過ごし方
・症状への対処法
・医師や医療スタッフとの相談の仕方
・福祉制度の利用の仕方

の**真似**をする

ように心がけていくと良いでしょう。**他の患者さんの成功例を見習う**ようにするのですが、あくまでも患者さん自身のペースで真似をしていくことが大切なことです。

要するに、患者さんは、自閉し引きこもっていては、本来あるべき自分らしい生活を送ることができませんから、患者さんが、病気をうまく管理して社会に参加し、自信を高めて生きていけるようになることが望まれます。

そうは言っても、自分の心の世界に閉じこもる**自閉**という症状を改善していくのは時間がかかる大変なことです。

無理をせずゆっくりと外へ出るように努力していくと良いでしょう。

ポイント14

統合失調症治療は、常に段階を踏んでゆっくりと、しかし着実に社会復帰・自立に向けて進めていくことが大切でしょう。

統合失調症の治療目標は、**回復**と**自立**です。

この目標をうまく実現するためには、統合失調症という病気を理解し病気を受け入れ、病識を持ち、病気の管理がうまくできるようになることが欠かせません。そのうえで、社会参加の練習を段階的に着実に行っていく必要があります。

入院治療を終えた患者さんの通院治療では、退院後、**はじめのうちは**、**日中にご家族と一緒に医師の診察を受けた方が良い**だろうと思います。それは、患者さんだけでなくご家族からも話をしてもらうことによって、医師に患者さんの家庭での様子を総合的に知ってもらうことができるからです。

病状が安定し、患者さんが、診察時に十分に医師に病状を話すことができるようになれば、患者さん一人で日中に通院するようにしても良いでしょう。

そして、診察時には、症状だけでなく社会参加についても医師とよく相談するようにしましょう。

その結果、まずは、**デイケア**（ショートケアを含む）や**作業所**（注）を利用したりして、社会参加に向けた生活のリズムを作るようにすると良いでしょう。デイケアや作業所以外にも、**地域生活支援センター**とか**就労支援センター**とか**図書館**を利用して社会参加を図っても良いでしょう。

その後、患者さんが日中にアルバイトやパートなどで仕事をするようになったら、夜間診療があれば夜間に通院することにしても良いでしょう。

あるいは、十分に社会参加できている状況では、通院間隔も一週間、二週間から四週間へと長くなっているでしょうから、勤務先に理解してもらって、仕事をしながら月一回日中に通院することにしても良いでしょう。

仕事については、アルバイト・パートや半日勤務の社員からフルタイムの正社員へと**段階的に仕事を拡大**していくことが大切です。

このように、回復と自立にもステップがありますので、

ご家族や会社と相談しながら、段階的にゆっくりとステップアップしていくことを心がけること

が必要です。焦ってはいけません。

ところで、私は、ご家族を対象とした拙著の中で、「**愛の距離**」ということをご家族に分かってもらうようにしています。[27, 28]「愛の距離」とは、**統合失調症を治療していくのに適切なご家族と患者さんとの距離**を言います。この距離は、物理的な距離でも心理的な距離でもありますが、近すぎても遠すぎてもいけません。

また、この距離は、病気の時期に応じて変わり、自立度が高まるに従って距離は長くな

(注) 作業所：多人数の患者さんが集まって、集団で作業（単純作業が多い）をすることで、社会生活能力の向上を図る通所施設。社会復帰のステップとしては、デイケアより一段高いものであると言える。

るでしょうし、最終的には、両親が亡くなると、無限大となるでしょう。このときは、患者さんは、いやおうなく自立することになるでしょう。

また、社会に出た場合にも「愛の距離」が存在するだろうと思います。患者さんがよく知っている仲間との距離、デイケアや作業所のスタッフとの距離、パートの勤務先での社員との距離などでも、患者さんにとって適切で丁度良い「愛の距離」があるだろうと思います。そうすると、患者さんにとっての「愛の距離」には、

・家庭での「縦の愛の距離」
・社会での「横の愛の距離」

の二種類があって、その二つの「愛の距離」が適切であれば、それらは言わば「愛のネット」を作っていることになります。「縦の愛の距離」という縦糸と「横の愛の距離」という横糸とで織りなされた、この「愛のネット」が次第に広がっていけば、患者さんは、社会参加と自立を安心して進めていくことができるだろうと思います。

ポイント15

統合失調症治療の目標は、症状が消えてなくなることではなく、症状がありながらも患者さんが自分らしく生きられるようになることです。

原因不明で根治薬がない現代の統合失調症では、症状が完全になくなることは期待できません。

現代で、最もよく統合失調症から回復し社会復帰を果たした人と評価されているアメリカのノーベル賞受賞者ジョン・ナッシュさん[22]さえ、今もなおご自身に幻覚妄想の症状が存在していることを公言しているくらいですから、統合失調症患者では症状がまったくなくなって良くなるということは期待できません。あるときに症状がなくなったように見えても、また、いつか必ず出てくるものだろうと思います。

ですから、患者さんは、自分を見つめたとき、

多少症状が残っていても、症状に振り回されることなく、病気の自己管理を意識しながら日常生活を送り、病気のこと、不安なこと、考えていることなどを周囲の人とうまく相談でき、自立に向けてちゃんと自分なりに社会参加できている

と思えるようであれば、最高の統合失調症治療ができていると言えるでしょう。

統合失調症治療の目標は、このように患者さんが**症状がありながらも自分らしく生きられるようになること**なのです。

残念なことに、患者さんにもご家族にもこのあたりのことが、なかなか理解してもらえないことを多く経験します。患者さんの中には、すでに十二分にたくさんの薬を飲んでいるにもかかわらず、幻聴がまだあるから薬を増やしてほしいと言う人がいたり、ご家族の中には、症状はなくなるべきだ、そのためには、どんなに副作用が強くきつい薬でも患者

に飲ませるべきだ、と言う人がいたりします。何しろ薬でなんとかするのが治療だと思っている方が、まだたくさんおられるわけです。たくさんの薬を飲んだり、きつい薬を飲んだりしていては、患者さんは、薬で体がだるく動けなくなってしまって、統合失調症治療の目標である「自分らしく生きる」ことなどできようもありません。

そのような患者さんとご家族に知ってほしいことは、薬物療法によって、症状がそんなに強くなく、患者さんがなんとか対処できるほどにさえなっていれば、あとは患者さんの対処法などの頑張りによって、さらに症状を軽くしていくことができるだろう、ということです。つまり、

患者さんが、自分らしく生きられるように、日常生活で少しずつ工夫していくことで、その分だけ薬を強くしなくても症状が軽減され、病状は良くなる

はずなのです。

症状が軽減すればするほど、患者さんは、よりいっそう、症状への対処法をうまくできるようになり、症状による苦しさがもっと軽くなり、レジリエンスを高めることができて、

もっと自分らしく生きられるようになることでしょう。[23、27、28]

「自分らしく」とは、患者さんが今持っている心のエネルギーを見極め、そのエネルギーを使いすぎることなくうまく使って、**未来につながる今できること**を無理のないやり方で個性的に推進していくこと

です。

Ⅱ．症例でポイントをチェックしましょう

統合失調症の治療では、医師任せの薬物療法だけでは十分な治療効果を期待できません。大事なことは、患者さんとご家族が、統合失調症という病気とその適切な治療法を理解し、治療の主体となって、医師と相談しながら治療を進めていくことです。そのためには、薬物療法のほかに心理社会的療法をあわせて行っていくことがぜひとも必要です。

私は、そのような心理社会的療法として、二〇〇一年から認知集団精神療法の患者心理教育と集団療法での家族心理教育を実施しています。

二〇一〇年からは、統合失調症治療の臨床的実践を理解するための教育‐対処‐相談モデルを提唱して、私の統合失調症治療のバックボーン（基盤）としています。したがって、私の治療法では、患者さんに対する教育‐対処‐相談モデルに基づいた指導が重要な要素になっています。

統合失調症は、人生に立ちはだかる壁であると言えます。患者さんが統合失調症という

病気を理解し、病識を持ち、病気をうまく管理できて社会参加できていることを、統合失調症という壁を乗り越えられていると、表現して良いだろうと思います。

これまでに、教育‐対処‐相談モデルによる私の治療と指導を受け、統合失調症という壁を乗り越え、自信を持って自分のペースで回復と自立の道を歩むことができるようになった、または、歩もうとしている多くの患者さんに、私は出会ってきました。

これらの患者さんの中から、特に印象に残っている十六人を選び出し、それらの患者さんの回復に向けた治療の道のりに、本書で紹介したポイントがどのように生きているかを見ていきたいと思います。

十六の症例で、内容が15のポイントのうちのどのポイントに相当しているかを明示してあります。しかし、**ポイント1**（▼10ページ）と**ポイント8**（▼50ページ）は、それぞれ「壁」と「病状への対処法」についてのことですので、当然十六人すべてに共通して見られることですから、いちいち明記することはいたしません。

また、症例ごとに私のコメントを添えてありますので、併せて読んでください。コメントの中で強調して、どうしても患者さんに伝えたい内容は太字にしてありますので、注目してください。

さて、十六人の背景を大まかに説明しますと、次のようになります。

男性が四人、女性が十二人。

年齢は、二十代が五人、三十代が九人、四十代が一人、五十代が一人です。

十六人全員が、現在は通院治療中ですが、十六人中十三人は、私による入院治療を受けたことがある方で、他の三人は、私の通院治療のみを受けて頑張っている人です。

十六人のすべての方が、私の患者心理教育を受けていて、その結果、十六人全員が病識を持てるようになっています。また、十六人中十人のご家族が、家族心理教育に参加しています。

薬物療法については、十六人中十五人で、非定型抗精神病薬一種類による単剤療法となっていて、もう一人は、非定型抗精神病薬二種類で治療中ですが、全員の服薬アドヒアランスは良好に維持されています。

社会参加については、十六人中六人が仕事をしており、三人が作業所に通っていて、二人がデイケアを利用しています（作業所やデイケアに通っていることを社会参加として認めないという見方もありますが、私は、作業所やデイケアを利用するという目的を持った外出を日課としてできていることには違いないので、社会参加として認めたいと思っています）。

このように社会参加の形態は様々ですが、十六人全員が自分のペースで一回だけの人生を大事に生きていることは間違いありません。

では、症例を順に見て行きましょう。

症例紹介中に出てくる薬をざっと説明しておきますと、次のようになります。

抗精神病薬

・アリピプラゾール
・オランザピン
・リスペリドン
・パリペリドン
・ゾテピン
・クロルプロマジン
・ハロペリドール

気分安定薬
・バルプロ酸ナトリウム
・炭酸リチウム
抗不安薬
・ロラゼパム
抗てんかん薬
・クロナゼパム
※アカシジアに効果がある薬です。

症例1

病からの回復と自立に向けて、二歩前進一歩後退と焦らず着実に歩んでいる三十代の女性

患者さんは、大学生の時に人混みでの緊張を体験して以来、引きこもってしまいました。そのうちに、幻聴や被害妄想が出現し、不安が強くなったので、Aクリニックを受診しました。しかし、当時患者さんは、統合失調症という病気を受け入れられず、薬を飲めませんでした（ポイント2▼16ページ）。

四年後、再び幻聴や妄想の症状が非常に強くなったためBクリニックを受診しました。このときは、薬を飲み幻聴が軽減し、人と接することもできるようになりました。しかし、患者さんは、緊張があり社会参加が十分にできないとの悩みを持ち続けていました。

それから三年半後、私の勤務するC病院に転医してきました。

患者さんは、二〜四週間に一回の割で通院し、外来から患者心理教育に参加するようになりました（ポイント3▼22ページ）。

患者心理教育終了後、患者さんは、毎回の診察の後でスタッフと**リカバリー・パス**（通院患者による治療経過の評価：**表5**[23,27]参照）を使って病状を自己評価しながら、日常生活や社会参加の方法について相談するようになりました。

このごろは、作業所に通うことも始めています。

患者さんは、最近の診察時に、

「作業所は、人とつながっているのを実感できてうれしい。今週は少し無理をして作業所に行ったので、緊張して、不眠になって、妄想が出てしまった。関係づけてしまうのが良くない。作業所を休む日も作っている」

と述べました。

社会参加を急ぐあまり無理に前進しても、緊張が増し、疲れて、幻聴や被害妄想が増悪《ぞうあく》するだけだということが、十分に分かっているようでした（ポイント14▼85ページ）。

患者さんは、自分を客観的に観察して、無理のない自分の日々の行動計画を練って実行しています。患者さんは、今も幻聴や妄想があるのですが、うまく病気を管理して回復に

表５．リカバリー・パス*について

①再入院を防ぎ、社会参加とQOLの向上を目指している**通院患者をサポート**するための**コミュニケーション用ツール**である。 ②患者が、自ら訪問看護師や外来医療スタッフと相談し評価する。 ③退院後１年間を、「**Ⅰ．再入院防止期**」(３カ月)、「**Ⅱ．社会参加初期**」(３カ月)、「**Ⅲ．社会参加維持期**」(６カ月）に分ける。 ④健康・日常生活・治療の３要素について、はい（０点)・まあまあ（１点)・いいえ（２点）で評価する。 ⑤ 40点満点で、合計点数が減っていくと良いとする。 ⑥患者が、薬（効果と副作用）についてチェックし、積極的に相談したいことをパスに書くことにより、**服薬アドヒアランス**を高め、家族・主治医・医療スタッフとうまく相談できるようになることも目的のひとつとする。 ⑦患者に安心と信頼を得てもらい、**ノーマライゼーション**につなげていく。

＊『統合失調症からの回復を願う家族の10の鉄則』（星和書店刊）にリカバリー・パス（記入用紙）を掲載しています。

向けて毎日を頑張っていくことができています（ポイント10▼62ページ）。
薬物療法は、アリピプラゾール　一二ミリグラム／[注]日の単剤療法です（ポイント12▼73ページ）。

❀コメント❀

この患者さんは、無知から薬を飲めないときは大変でしたが、**教育－対処－相談モデル**での治療を始めてからは、回復への道を歩めるようになっています。

病からの回復と自立に向けた歩みは、この患者さんのように、**二歩前進一歩後退のように焦らず着実に進んでいく**と良いでしょう。

客観的にいつも**自分の心のエネルギーを量り、無理のない行動計画**を立てられると良いでしょう。

統合失調症では、どうしても調子の波がありますので、**調子が良いときには頑張りすぎず、調子が悪いときには無理をせず休憩するぐらいのつもりで、日常生活での行**

（注）「／日」は一日あたりのこと。ここでは一日あたり一二ミリグラム。

動管理ができると良いでしょう。
このような生活リズムで十分です。

症例2

患者心理教育を受けて、「否定されない世界へ行きたい」と言わなくなった二十代の女性

患者さんは、三年前、幻聴・自閉で発症しました。引きこもって寝てばかりとなったため、一年後A病院に入院しました。しかし、病状はなかなか改善しませんでした。

A病院に入院中でしたが、ある年、私が勤務するB病院に転院してきて、入院治療を継続することになりました。入院の診察時、患者さんは口数少なく、

「自分は、今まですべて幻聴だ、妄想だと否定されてきた。否定されない世界へ行きたい」

と述べ、病識はなく、幻聴と妄想で引きこもりになっていることを理解できていません

でした（ポイント2▼16ページ）。

私は、患者さんに病名告知し、入院後は患者心理教育に参加して病気について勉強していこうと話しました。

二カ月間の入院中、患者心理教育に参加しました。その結果、患者さんは、病識を持って幻聴にうまく対処できるようになり、前向きに考えられるようになりました。表情が明るくなり、笑顔も見られるようになりました。

退院後は、幻聴にうまく対処し、好きな勉強を日課にして、生活のリズムを作り安定しています。幻聴とうまく付き合えるようになっています。

薬物療法は、アリピプラゾール　六ミリグラム／日の単剤療法になっています（ポイント12▼73ページ）。

❀コメント❀

このケースの場合、統合失調症という病気は、初めのうちは患者さんに病識がないために透明な壁でした。しかし、患者さんが、**患者心理教育に参加して病識を持てるようになった**ことにより透明な壁を目に見える壁にでき、**統合失調症は乗り越えられ**

る壁になったと言えるでしょう。

その結果、以前分かってもらえないことの嘆きから発せられた「否定されない世界へ行きたい」という発言はなくなり、患者さんは、ご家族や医師・医療スタッフを信頼できるようになりました。

そして、患者さんは、「幻聴はあるけれども、うまく対処できているから大丈夫だ」と思えるようになったようです。以前のような寝たきりの生活ではなくなり、表情も明るくなりました。

症例３

患者心理教育に参加したことが、安心して退院することへの保証になった三十代の男性

患者さんは、二年前、周囲の視線が気になり不眠となって発症しました。

三カ月後、A病院を受診し通院していましたが、幻聴や考想伝播《こうそうでんぱ》（自分の考えが他人に伝わっていると感じること）の訴えが続いていました。

翌年四月、家族とホテルに宿泊したとき、滅裂で行動がまとまらず、窓を開け飛び降りようとしたため、B病院に医療保護入院となりました。

入院治療により、病状は落ち着いたものの、患者さんとご家族には再発の不安があり、退院することはありませんでした（ポイント２ ▼16ページ）。

八月、患者さんとご家族の希望により、私が勤務するC病院に転院し、引き続き入院治

療をしていくことになりました。

約二カ月の入院中に患者心理教育に参加し、病識を持ち病状が安定し、再発の不安もなくなりましたので（ポイント3▼22ページ）、退院となりました。

当初は、早く職場復帰したいという焦りはありましたが、家族や医師と医療スタッフの助言に従い、退院後三カ月間、就労支援センターに通った後、元の職場に戻りました（ポイント3▼22ページ）。

最初の三カ月は、半日勤務をした後、現在はフルタイムでの勤務となっています（ポイント14▼85ページ）。

私の転勤に伴い、本年四月からはＤクリニックの私の所に通院しています。

現在は、陽性症状は見られず、落ち着いて仕事をすることができています。

薬物療法は、パリペリドン　六ミリグラム／日の単剤療法です（ポイント12▼73ページ）。

❁コメント❁

患者さんのA病院への入院のきっかけが、命にかかわるすさまじいものでしたので、患者さんは退院する自信がなく、ご家族も不安で退院させる判断がつかなかったのだろうと思います。

患者さんは、私の病院に来て**患者心理教育に出て、病気についての知識を得て、症状への対処法を身につけられたことが、患者さんが安心して退院するための保証になった**のだろうと思います。

ご家族も自信を取り戻した患者さんの姿を見て安心して、退院することに同意できたようです。

症例4

ご家族と主治医以外に信用し相談できる人を持てるようになったことが、回復へのステップアップにつながっている三十代の男性

患者さんは、高校生の時に被害妄想で発症しました。

その後、患者さんは、Aクリニックに通院していましたが、薬を飲むと仕事ができなくなると言い、薬を飲まなくなりました。その結果、「悪口を言われる」、「電車の中に知人が乗ってきては自分を見張っている」という幻聴や妄想が強くなって、外出ができなくなり、仕事にも行けなくなってしまいました（ポイント2▼16ページ）。

半年後、患者さんの将来を不安に思い入院治療を希望するご家族に連れられて、患者さんは、私が勤務するB病院を受診しました。

初診時、患者さんはイライラしていてご家族が説明する病状を否定しました。入院治療

が必要と判断されましたが、病識がなく入院を拒否しましたので医療保護入院となりました。

入院後は、私が勧める薬の治療効果と副作用の少なさに関する説明を信用して、薬を飲むことを約束してくれました。次第に病状が安定し、積極的に患者心理教育に参加し病識を持てるようになりました（ポイント3 ▼22ページ）。

患者さんは、入院中の患者心理教育と**クライエント・パス**（患者自身による入院治療経過の評価：**表6**参照）を通して担当スタッフのCさんと信頼関係を築くことができました。[22,23,27]

退院後は、きちんと通院し服薬しており、再入院を防ぐためのリカバリー・パスを外来診察の後で、Cさんと一緒に行っています。

この患者さんは、信頼してCさんに日常生活について色々相談しアドバイスを受けています（ポイント3 ▼22ページ）。

このことは、患者さんの病からの回復にとって大事なことだろうと思います。

以前は妄想が強くてできなかった外出や人との交わりが、最近は、できるようになっています。

表6. クライエント・パス*について

①**急性期入院治療**のツールである。
②普通一般のクリニカルパスでは、患者が医療者に評価・指示されるものだが、このクライエント・パスでは、患者が自ら入院治療経過を医療者（看護師と精神科ソーシャルワーカー）と相談しながら評価するもので、評価の主体を180度転換していることが特徴である。
③3カ月の入院期間を、**初期**（3週間）、**回復前期**（5週間）、**回復後期**（4週間）の3期に分ける。
④**症状**（7〜9項目）、**日常生活動作**（6項目）、**患者心理教育参加度**（4〜5項目）などの評価項目がある。各評価項目に対し、はい（0点）・まあまあ（1点）・いいえ（2点）で評価する。 満点は35〜37点で、点数は低くなるほど良く、規定の基準をクリアできれば次の段階に進める。

*『統合失調症からの回復を願う家族の10の鉄則』（星和書店刊）にクライエント・パス（記入用紙）を掲載しています。

週三日、Cさんから紹介された地域生活支援センターを利用して、患者さんの仲間を作ることができ、集団での作業を楽しむことができるようになりました。これが、病からの回復・自立への第一歩です（ポイント14▼85ページ）。

現在の薬物療法は、アリピプラゾール　一二ミリグラム／日の単剤療法となっています（ポイント12▼73ページ）。

コメント

この患者さんのようにご**家族と主治医以外に信用して相談できる人を持っていることは、病からの回復にとって大変良い**ことです。

また、クライエント・パスとリカバリー・パスを介して、この患者さんは、苦手であったコミュニケーションをうまくできるようになったことが、良かったのだろうと思います。

症例5

SDM（情報共有下の医師と患者による治療法の決定）により通院治療ではなく入院治療を選んだことが、元の仕事への完全復帰につながった三十代の男性

患者さんは、母親と一緒に私のもとを訪れました。

「十年前から嫌がらせをされている。二年前からは、音に敏感になっている。一年前から、会社で悪口を言われたり、嫌がらせをされたりしている」

「街を歩いていると、車が自分に向かって突っ込んでこようとしたり、轢《ひ》き殺されそうになったりする。地下鉄の中でも監視されている。タクシー会社も郵便局員も会社の産業医も皆グルだ。命を狙われているから、防弾チョッキを着ずには外出できない」

「母も信用できない。毒が入っていると思うと、母が作ったものは食べられない」

などと強張《こわば》った表情で幻聴や妄想を述べていました。

私は、患者さんに統合失調症であると病名告知し、入院をした方が効果的に治療ができることを説明しました。

患者さんは、統合失調症の治療をすることを理解し、納得して通院治療ではなく入院治療を選択しました（ポイント4▼28ページ）。

薬物療法は、抗精神病薬がアリピプラゾール　一二ミリグラム／日だけの単剤療法で開始しました。

入院二日目

午後から、早速患者心理教育に参加し始めました（ポイント3▼22ページ）。

入院四日目

クライエント・パスを開始しました。患者さんは、クライエント・パスでの入院治療の目標には「今の状態が病気なのか現実なのかを見極める。病気であれば治療に専念する」と記し、病識のないことが窺《うかが》われました。

入院九日目

「入院して最初の二日は、環境のせいで嘔気《おうき》があったりしたが、今は大丈夫だ。殺される不安はないが、誰かが見張っていて、報告が行くのではと思う」と妄想を述べていました。

入院十七日目

「気持ち的にもどっしり構えて、焦らず治そうと思うようになった。不安感は減った。声はしないが、バイクの音が気になる。母のことを一〇〇％は信頼できない」と程度は減弱しているものの幻聴や妄想を述べていました。私は、薬の効果が不十分であると判断し、アリピプラゾールを一八ミリグラム／日に増量しました（ポイント12▼73ページ）。この処方を退院まで継続しました。同日、「新しい集団精神療法」に参加し、「脳の病気だと知らなかった。驚きだった。薬の効果と副作用についてよく分かった」と述べ、病気と治療薬についての情報を知って驚いたようでした（ポイント3▼22ページ）。

入院二十三日目

「しんどい日はあるが、七〇％ぐらい普通に戻っている感じだ。一瞬、幻聴かなと思うことはあったが、それ以外に幻聴はなかった。外出しても狙われている感じはなく、自然体でいられる。母とは、二人で（病気について）じっくり勉強しようと話している。入院せず家にいて治療していたら、こんなに早く楽になっていなかっただろうと思う」

と述べ、大変穏やかになっていました。

同日、「フォーラムS」（テーマは、①一日の暮らし方、②薬について）に参加し、

「今は心が穏やかになって眠くなることがある。不安や外からの刺激がないからだと思う。以前は音が気になって眠れなかった」

とか

「入院したはじめは、薬を飲んだときは効果が分からず居ても立っても居られない感じだった。家だったら薬を飲んでいなかったと思うし、（患者心理教育に外来から参加することにしていては参加しなかっただろうから）訓練できなかったと思う。入院後、数日してから薬に慣れてきた。今は薬の効果が出ている」

と述べました。

入院三十一日目

「頭が楽になったように思う。集中できるようになった。クリアーだ。昨日『凡人になった』と言ったのは、以前自分は、自分の行動をチェックされている特殊な人間だと思っていたが、普通になったということだ。以前は無理をしていて妄想になっていたのだと思う。今は武器（幻聴や妄想への対処法）を身につけたので、以前のようにはならないと思う（ポイント3 ▼22ページ）。しかし、会社はストレスだったので辞めたい（ポイント2 ▼16ページ）」

と病気であったことを認め、今後の回復への自信を見せましたが、現場復帰は嫌がっていました。

入院三十八日目

「外出して地下鉄・バスに乗ってみたが、監視されていることはなかった。心の余裕ができた」

と、今は幻聴や妄想がなく、安心して生活できていることを述べました。

入院四十日目
退院しました。

退院後は、患者さんは規則的に通院し服薬（退院時と同じ処方）も遵守《じゅんしゅ》していました。

退院後約三カ月が経ったころ、

「元の会社に復帰しようと思っているので、少しずつ生活リズムや日課を考えていきたい」

と述べていました。

患者さんは、入院時には会社を辞めると言っていましたが、病状が落ち着いたので社会復帰意欲が出てきたようでした。

患者さんは、それから一年間、まるで学校に通うかのように、毎日弁当を持って図書館に通いました。午前中は、本を読み、その内容の要約を書くという作業をし、お昼には、弁当を食べ、休憩したのち、運動のため図書館の周囲を走りました。そして、午後には、また違う本を読み、要約を書くことをしていました。つまり、国語・給食・体育・国語の時間割で、学校として図書館を利用したわけです（ポイント14 ▼85ページ）。

その後、会社の産業医と相談し、段階的に元の勤務形態にしていくことにしました。

最初の三カ月は、会社に行ってすぐ帰ってくるだけ、次の三カ月は、会社に行って半日座っているだけを繰り返し、ようやく次の六カ月に、半日勤務となりました。その後やっと元のフルタイム勤務となりました。ゆっくりと社会復帰したようです。現在まで、一日も休まず出勤し、幻聴も妄想もありません。二週間に一度、私のもとに通院し続けています。

「時々、会社で二、三人が集まって話をしているのを見ると、自分のことを言っているのではと感じることがあるが、そんなはずはないと思うようにして、気にしないでいようとしている。大丈夫だ」

と話し、うまく対処できているようです。

現在の薬物療法は、アリピプラゾール　一二ミリグラム／日の単剤療法です（ポイント12 ▼73ページ）。

❁コメント❁

患者さんは、入院時には、病識はなかったものの、私がする病名告知に反発せず、効果的治療法は通院治療ではなく入院治療であるとの私の判断を受け入れ、適切な治療をスタートできたことが、良い治療結果につながったと思われます。

　このケースは、**患者さんと医師が話し合って治療法を決めるというSDMをうまく行えた**例と言えるでしょう。

　患者さんは、**患者心理教育に参加した結果、しっかりした病識を持てるようになったと**考えられます。

　また、入院した当初は、病気に対する無知からすっかり人生を諦めていましたが、退院後は通院し、**焦ることなく時間をかけ、段階的に着実に職場復帰に向けて努力できて**いました。このような回復に向けての患者さんの治療態度は、すばらしい限りです。

　現在は、病気になる前と同じ職場でほぼ同じ内容の仕事をできるようになっています。

　時に被害妄想的に関係づけてしまうことがあっても、その都度うまく対処できており、明らかな幻聴・妄想にはなっていないようです。最もうまく回復した患者さんの一人です。

症例6

患者心理教育に参加して、薬が効く素地ができた三十代の女性

患者さんは、東北地方のA県に住んでいます。十一年前から、幻聴・妄想・空笑《くうしょう》（ひとり笑い）があり、これまでにA県内で五回の入院歴がありました。

ある年の九月にA県の病院を退院し、その後は通院し服薬していましたが、「殺す。しっかりしろ。結婚しないのか。見合いをしろ」などの幻聴や「見張られている」などの被害妄想や空笑が続いていました。

同年十月、「このままでは不安だ」と思ったご家族に連れられて、患者さんは東京都の私が勤務するB病院を受診しました。

初診時、興奮し

「自分は病気じゃない。渋谷に行きたい」
と話すなど言動がまとまらず不穏なため医療保護入院となりました。
入院前の処方は、オランザピン　二〇ミリグラム、バルプロ酸ナトリウム　六〇〇ミリグラム、炭酸リチウム　六〇〇ミリグラム／日でした。
私は、薬物療法をオランザピン　二〇ミリグラム、ゾテピン　五〇ミリグラム、バルプロ酸ナトリウム　六〇〇ミリグラム／日で開始しました（ポイント12▼73ページ）。

入院二日目
患者心理教育への参加を開始しました（ポイント3▼22ページ）。

入院四日目
クライエント・パスを開始しました。

入院九日目ごろ
「自分は芸能人ではないし、幻聴も聞こえなくなった。東京が好きだが、A県の方が自分に合っているかも」

と述べ、落ち着きが見られるようになりました。

入院後三週間ほど経ったころ

「『幻聴君と妄想さんを語る会』に出て、『私みたいな人（ビデオの中の患者）がいるんだなあ。統合失調症なのは自分だけではない』と思えたら、元気が湧いてきた。先生の話が聞けて良かった。今までは、本を読んでも分からなかったが、今は、よく分かっている。薬を飲み続けて、病気を管理して、生活能力をつけていこうと思う（ポイント13 ▼81ページ）」

とか、

「『新しい集団精神療法』で薬の効果がよく分かった。自分でもちょっとだけ良くなっていると思える」

とか、

「納得して薬を飲めるから、勉強して良かった。今までは、病気だと納得していなかった。わけが分からなかった。母が飲めというから薬を飲んでいた」

と述べ、安心して服薬できるようになった様子が見られました。

また、

「『幻聴教室』が良かった。対処の仕方が分かった。患者心理教育に出るようになって、不安もイライラもなくなって良くなった」

と述べていました。

入院後五週間目ごろ
「病気について勉強して、先が見通せるようになった。回復するための具体的な方法が分かった。自信がついた。今の薬なら飲んでいける」
と述べ、服薬アドヒアランスについても理解できているようでした。

入院五十三日目
「今回の入院は良かった。再入院しなくて済みそう」
と述べ退院しました。
退院時の処方は、オランザピン　二〇ミリグラム、ゾテピン　二五ミリグラム、バルプ

ロ酸ナトリウム　四〇〇ミリグラム／日でした。

退院後十七日目

A県から外来受診し、

「落ち着いている。父の仕事（自営業）を手伝っている」

と述べ穏やかでした。

退院後四十一日目

二回目の外来受診をし、

「規則正しく生活できている。幻聴や妄想はない」

と述べました。


現在の処方は、オランザピン　二〇ミリグラム、バルプロ酸ナトリウム　四〇〇ミリグラム／日となっています。オランザピンの単剤療法です（ポイント12▼73ページ）。リカバリー・パスも開始しています。

❀コメント❀

この症例は、入院前からオランザピン　二〇ミリグラム／日を中心とした薬物治療を受けていましたが、十分な薬の効果が得られていませんでした。

患者さんは、今回入院し患者心理教育やクライエント・パスによる治療を受けた結果、**病識ができ、将来の不安が軽減し、今すべきこと（病状の管理、日常生活のリズム形成）が分かり、回復への自信がついた**と述べています。

今回の入院中と退院後の薬物療法は、入院前と同じオランザピン　二〇ミリグラム／日 中心の薬物治療であったにもかかわらず、患者さんは、オランザピンの有効性と有用性を自ら確認でき、その結果、今後の服薬アドヒアランスも期待できるようになりました。

患者さんは、私が行っているシステム化した**患者心理教育を受け**、初めて**安心でき、薬を信頼し、薬が効く素地を形成できた**のであろうと考えられます。

症例7

統合失調症治療では、薬物療法に頼りすぎず心理社会的療法をしっかりやることが大切であることが、非常によく分かるケース：三十代の女性

患者さんは、大学生の時、人間関係で悩み、うつ状態となりました。

その後、歌が頭の中で聞こえだしたり、「おーい」と呼ぶ声や「馬鹿者だ」という悪口も聞こえるようになったり、幻聴がひどくなったりしたためAクリニックを受診しました。

三年前、

「中学生のころ自分がいじめたから、その『罰』で、のどがヒリヒリする」

と言ったり、

「祈願する」

といって水ばかり飲んでいたりするなど、幻覚妄想に支配され落ち着かない状態になっ

たためB病院に入院しました。

退院後しばらくして、Cクリニックに転医しました。

しかし、病状が良くならないため、翌年一月、私が勤めるD病院に転院し、「キーンという音がする。怒っている声が聞こえる。ムズムズしてじっと座っていられない。眠れない。外へ出られず家で横になっている。歩くとき前屈《かが》みになる」と幻聴、不眠、引きこもり、薬の副作用を訴えましたので、教育入院（ポイント3▼22ページ）を勧めたところ、納得して、十日後に入院しました。

入院前のCクリニックの処方では、オランザピン　一〇ミリグラム／日をはじめ五種類の抗精神病薬が出されており、その薬用量は**クロルプロマジン換算**（注1）で一五三〇ミリグラム／日となっていて**多剤併用大量療法**（注2）の状況でした（ポイント11▼68ページ）。

入院後は、抗精神病薬としてはオランザピン　二〇ミリグラム／日だけの単剤療法（クロルプロマジン換算値は八〇〇ミリグラム／日）とし、気分安定薬のバルプロ酸ナトリウム　四〇〇ミリグラム／日とアカシジアに効果があるクロナゼパム　一ミリグラム／日と睡眠薬を補助薬として使用しながら薬物療法を始めました（ポイント12▼73ページ）。

入院三日目

「足のムズムズはかなり減った。キーンという音もちょっとだけ良くなった。自分がいじめた子に土下座して謝らないといけない」などと述べ、幻聴はやや改善し、副作用も軽くなっているようでしたが、妄想は不変のようでした。

入院六日目

患者心理教育に参加し始めました（第一回目は、「幻聴君と妄想さんを語る会①」でした）。

（注1）クロルプロマジン換算：抗精神病薬の力を比べるときに用いる方法。一番古くから使用されている抗精神病薬であるクロルプロマジンという薬のどれだけの量に相当するかを求めることをいう。例えば、リスペリドン　一ミリグラムはクロルプロマジン　一〇〇ミリグラムに相当し、オランザピン　一ミリグラムはクロルプロマジン　四〇ミリグラムに相当し、アリピプラゾール　一ミリグラムはクロルプロマジン　二五ミリグラムに相当すると判定される。

（注2）多剤併用大量療法：使用する抗精神病薬の種類が複数だと「多剤」といい、一日に飲む抗精神病薬の総薬用量が、クロルプロマジン換算値で一〇〇〇ミリグラムを超えると「大量療法」という。

入院七日目

「昨日、ビデオを見て、『罰せられている』というのは、妄想なのかと思うようになった。以前はそうは思わなかったが」

と、患者心理教育に参加しての感想を述べていました。

しかし、同時に

「声が聞こえたり、足がムズムズしたり、眠りが浅い」

と述べ、病状は芳《かんば》しくありませんでした。

入院十三日目〜入院二十七日目

「幻聴教室」、「新しい集団精神療法」、「幻聴君と妄想さんを語る会②」の三つのプログラムに参加しました。

入院三十四日目

「声はかなり小さい。眠れている。作業療法にも参加できている。入院した甲斐《かい》があった」

と述べ、病状が軽減しているようでした。

入院三十七日目

「声はほとんど聞こえなくなった。ムズムズも大分良くなった。眠れている。色々な症状の人がいるんだと思った。私だけじゃないと思った。幻聴の対処法は分かった」と述べ、患者心理教育に参加して病状は良くなり、自信もついたようでした。

入院四十一日目

退院しました。退院時には、前屈みになって歩くというパーキンソン症状の副作用は消失していました。

退院時の処方は、オランザピン　二〇ミリグラム／日の単剤療法でした。

退院直後の診察では、患者さんは

「入院して友達ができたのが良かった。声は小さいし、無視してうまく対処できているので大丈夫だ。ムズムズもなく眠れている。外出できているし、歩くのも大丈夫だ。今後は作業所に行こうと思う」

と笑顔で述べていました。また、付き添って来ている母親は、

「入院する前は喋《しゃべ》ることもなく引きこもっていたのに、今は別人のようだ。よく外出するし、手伝いをしてくれるし、働きたいとまで言うし、ものすごく元気になってびっくりした」

と述べていました。

現在、退院後二年が経過していますが、患者さんは、きちんと通院できています。患者さんは、家でパソコンを楽しみ、外出して作業所に通い、アルバイトで会社の事務の仕事もできています（ポイント14▼85ページ、ポイント15▼89ページ）。

薬物療法は、オランザピン　一五ミリグラム（クロルプロマジン換算値は六〇〇ミリグラム）／日の単剤療法となっています。

❀コメント❀

このケースでは、私のもとに来る前は、多剤併用大量療法で、アカシジア、パーキンソン症状などの副作用もかなり出ているという状況でした。

薬物療法は、入院時に単剤療法になり薬用量が約半分に減ったにもかかわらず、入院後に病状が悪化することはありませんでしたし、入院後二週間目から患者心理教育に参加し始めてからは、病状は改善に向かい、入院後四週間目ごろにはかなり良くなっていました。当然ながら、退院時には、副作用もすっかり軽くなっていました。しかも、退院後も悪化することはなく、入院前とは別人のようだと母親が言うほど元気になっています。現在の薬用量は私のもとに来る前の三分の一になっています。

以前引きこもっていた患者さんは、今では、作業所に通ったりアルバイトしたりと、社会参加できています。

患者さんは、表情がやわらかくなり、「幻聴はあるが、以前と比べたら音や声は小さくなってうまく対処できている」と言い、元気に**自分のペースで生活をして楽しめているよう**です。

このケースは、**統合失調症治療で大事なことは、薬物療法に頼りすぎず、心理社会的療法をしっかりやることだ**ということを示していると考えられます。

症例8

母親と会話することで幻聴にうまく対処している三十代の女性

患者さんは、十九歳の時に幻覚妄想状態になり発症し、A病院に入院しました。その後は、四カ所のクリニックに通院して落ち着いたため、デイケアを利用したりしていました。しかし、一年前、母親に対する被害妄想がひどくなり暴力を振るうようになったため、私の勤務するB病院に入院しました。二カ月の入院治療中に、患者心理教育を受け（ポイント3 ▼22ページ）、病識を持てるようになり、すっかり安定したため、退院できました。現在まで通院しています。

最近の診察で、母親と共に来院した患者さんは、

「自分を観察しているような幻聴があるが、そのときは母親と会話するようにしている

（**ポイント7**▼44ページ）。入院中の患者心理教育で、幻聴への対処法では、コミュニケーションが一番良いと習ったので」

と笑顔で話していました。

そのとき、母親は、

「以前は、（母親に）話をしに来ることはなかったので、最近は調子が良いのかと思っていたが、そういうことだったのか」

と笑っていました。

現在の薬物療法は、パリペリドン　六ミリグラム／日による単剤療法です（**ポイント12**▼73ページ）。

❀コメント❀

患者さんは、発症後十五年くらい経過していますが、この間ずっと母親に対する被害妄想が続いていました。しかし現在は、患者さんは、**母親と会話することで幻聴への対処をうまくできるようになって**います。

また、患者さんは、いつも母親と一緒に来院し、診察室で二人で笑うことができて

います。**以前母親は、患者さんの妄想対象者でしたが、今は、患者さんの症状管理の協力者となって**います。母親の位置づけは、一八〇度変わったと言えます。患者心理教育で学んだことが活用できていて素晴らしいと思います。

症例9

段階的な社会参加がうまくできている三十代の女性

患者さんは、七年前、自閉・意欲減退・自傷行為で発症しました。三年前、家族に対する暴言があり不穏となったため、A病院に入院しました。退院後は通院していましたが、引きこもりがちでした。翌年、私が勤務するB病院に転院してきました。

初診時、患者さんは、表情が乏しく活気がなくあまり喋《しゃべ》りませんでした。それでも、患者心理教育に参加することが大事だという私の話を理解して、外来から六回すべてに参加しました（**ポイント4**▼28ページ）。ビデオで「統合失調症だけど大丈夫だという元気な患者さんの姿」を見て心を動かされたようです。

その後は、患者さんは、診察時によく話すようになりましたし、家では、生活リズムが良くなり、朝散歩をするようになりました（ポイント9▼56ページ）。散歩中に出会う近所の人たちとうまく会話を持てるようになって、次第に表情が明るくなってきました。現在は、私の転勤に伴って転院し、私の新しい勤務先であるCクリニックに通院しています。

薬物療法は、アリピプラゾール　一二ミリグラム／日の単剤療法になっています（ポイント12▼73ページ）。

Cクリニックには、仲の良い患者さんのDさんといつも一緒に通院しています。Dさんは、最近作業所に通うようになり、笑顔が多くなっています。患者さんは、

「Dさんから、作業所は友達もできるし楽しいと聞いたから」

と、作業所に行くことを決めました（ポイント13▼81ページ）。現在は週五日作業所に通っています。最近の診察で、

「先生のところに来る前は、障害者と認めたくなくて、引きこもりがちになっていた。患者心理教育に出て、『自分だけじゃない』と思えるようになったのが、元気になるきっかけだった。今は、みんなに『元気になったねえ』と声をかけてもらえるのがうれしい。作業所も話せる人ができて楽しい」

と満面の笑顔で話してくれています。

❀**コメント**❀

患者さんは、**医師の指示に従って**、患者心理教育に参加して変わるきっかけを得ることができたようです。

その後、**散歩に出られる**ようになって、同じく散歩を楽しんでいる**近隣の人と話せる**ようになったことから、表情がやわらかくなり明るくなってきました。そのようなタイミングで、同じ病気の親しい友人から作業所の話を聞けたので、**作業所に行く**意欲が自然に湧いてきたのだろうと考えられます。

このように、**タイミング良く段階的に社会参加ができるようになる**と良いでしょう。

症例10

SDM（情報共有下の医師と患者による治療法の決定）により服薬ではなく持効性薬剤の注射を選んで、生活の質を改善できた二十代の男性

患者さんは、高校三年生の時に、幻視・妄想（「白い点が見えた。光は言葉の信号だ」など）で発症しました。

その後、「ストーカーされている」という追跡妄想が出現しました。

六年前ごろからは、「目の前にゲームの映像が流れたり、台所のコップの水が回り続けたりした」との知覚変容・幻視や「『行儀良くしろ』という命令」などの幻聴が出現しました。さらに、

「頭の中がコンピューターでいっぱいで、母を理解できない」

と言ったり、

「髪の毛から声が入ってくる」

と言いながら自分で髪の毛を切ったり、突然外へ飛び出したりと、幻聴・妄想に支配され、落ち着かなくなりました。不眠で昼夜逆転にもなりました。

四年前、深夜に家を飛び出し言動がまとまらないため、家族に連れられ私が勤務するA病院を受診し、医療保護入院しました。

入院時、病棟で、私が薬（リスペリドン内用液）を飲むように一時間かけて説明・説得しましたが、患者さんは、

「家では落ち着いていた。薬は必要ない」

と言い、服薬を拒否しました。

私は、患者さんに
「注射（ハロペリドール）はしたくはないが、治療をするためには注射もやむを得ない」

と話し、注射をしました（患者さんは、この注射のことを、最初非難しましたが、最終的には理解してくれました）。

その後、不穏だったため隔離としました。しかし、三時間後、再度の私の説得を受け入れ、患者さんはリスペリドン内用液を飲み、隔離解除となりました。その後、リスペリド

ン内用液による単剤療法を続け、患者さんは、患者心理教育に参加して、病状が改善し病識も持てるようになったため、六週間の入院治療で退院しました。

退院後は、規則的に通院できていました。そして、ある年の四月、私の転勤に伴い私の新しい勤務先であるＢクリニックに転院しました。

同年十月二十四日の通院直前では、体感幻覚（「頭の左のほうがチクチクして変だ」）は残存するものの軽減しており、四週に一回の通院となっていました。

薬物療法は、リスペリドン内用液　二ミリリットル／日の単剤療法となっていました

（ポイント12▶73ページ）。

同年十月二十四日、患者さんは、診察時に

「就職活動していて、三日間ほど薬を飲むのを忘れてしまったら、調子を崩した。以前のような幻聴（『寝るな』、『足を悪くしてやるぞ』など）が出てきて、髪の毛が気になった。周りに過敏になった。でも薬を飲むようにしたら良くなった」

と、退院後からこれまでの通院中には全くなかった幻聴が、再び出現し、ひどい日があったことを述べました。

ここで、私は患者さんに、服薬を忘れないことが調子を崩さないために重要であること

を再確認しました。

治療上の対処としては、今飲んでもらっているリスペリドン内用液を増量する方法もありましたが、患者さんは、病識はあるものの積極的に生きようとするあまり服薬を忘れ、病状が悪化する可能性が懸念されました。そこで、デポ剤(注1)であるリスペリドン持効性注射剤（ＲＬＡＩ）を紹介し、そのメリットとデメリットを説明しました。

そうしたら、患者さんは、以前注射を非難した経緯があったにもかかわらず、私の説明の後、即座にＲＬＡＩの注射で治療していくことを自ら決定し、ＲＬＡＩ（二五ミリグラム）の一回目の筋注(注2)を受けました（ポイント5▼33ページ）。

その後は、二週間に一回ごとの通院を規則的にし、注射開始後三年経った現在までＲＬＡＩ（二五ミリグラム）での単剤療法を継続しています（ポイント12▼73ページ）。

デポ剤のみによる通院単剤維持療法に変更したことで、患者さんは、

「あの時はおかしかった。耳鳴り（幻聴）や、髪の毛や頭の異常感覚（体感幻覚）がまだ少しあるが、その理由を説明する証拠がない。これが統合失調症の症状だと思う」

（注1）デポ剤：一回の筋肉注射で、二週間～四週間、薬効が持続するように作られた注射剤。
（注2）筋注：筋肉注射の略。

（ポイント10▼62ページ）

と述べるなど、症状が改善し病識があることを自分の言葉で表現できるようになったばかりでなく、生活の質が向上し、社会参加ができるようになりました。具体的には、家の手伝いをしながらアルバイトもできるようになっています。

患者さんは、その理由を、次のように述べています。

「RLAI単剤療法だと、薬が体の中に保管されているわけだから安心だ。服薬のストレスから解放されているのが良い。内服では毎日の一日一日が生活の単位であったが、RLAIでは二週間が生活の単位になるので、普通の日常生活に近づいた気がする。前向きな気持ちになれて、アルバイトを始められている」

❀コメント❀

これこそがSDM（▼79ページ）だと思います。患者さんは、医師からのRLAIによる治療のメリットとデメリットについての説明を受けた後、以前注射を非難したことがあったにもかかわらず、**自ら注射による治療法を選択し、**即日RLAIの注射を受けています。驚きでした。

その結果、患者さんは、ストレスからの解放と社会参加、生活の質の向上を得られて、さらに病識を高め、病状も以前より改善しているようです。

ところで、毎日薬を飲むことは、大事なことで、患者さんの病識やアドヒアランスの確認になりますが、病識を確実に維持できている患者さんたちにとっては、程度の差こそあれ束縛感を生むものなのでしょう。

この患者さんの「二週間に一回の注射になって、普通の日常生活に近づいた気がする」という言葉は印象的です。

このケースは、最高の統合失調症治療のあり方の一つだろうと思います。

症例11

SDM（情報共有下の医師と患者による治療法の決定）により持効性薬剤の注射を選び、患者さん自身とご家族が服薬のストレスから解放され、病状が安定した二十代の女性

患者さんは、高校二年生の時に発症しました。

四年前に、妄想と興奮が見られ、A病院に入院しました。その後は、いくつかの病院で、入院したり通院したりして、治療を受けていました。

一年前の八月、私が勤務するB病院を受診し、

「悪口を言われる。噂されている。意欲が出ない」

と述べ、落ち着かなかったため、ご家族の希望もあり、入院となりました。

入院中は、幻聴・幻視・被害妄想を訴え、終日臥床《がしょう》していたり、喋《しゃべ》らなくなったり、独語（ひとり言）をしたり奇声を発したり、拒食したりと全く落ち着きませんでした。

しかし、なんとか二カ月で、ご家族が面倒を見られるほどに落ち着きましたので、退院となりました。

通院治療に変わっても、母親が指示しないと服薬をしなかったり、指示しても（患者さんが夜中に奇声を発すると母親が頓服《とんぷく》の薬を飲むように言うのですが）なかなか飲まなかったり、といったことが続いていました。また、通院日でも患者さんは寝ていて起きようとしないため、仕方なく母親が薬を取りに来るということも続いていました。

本年一月、家で二階から一階の屋根の上に裸足で出てうずくまり、飛び降りる真似をするということがあったため、ご家族は不安を感じていました。

二月、患者さんが

「家では落ち着かなくて不安になる」

と訴えたため、一カ月の約束で私のB病院に再入院しました。

入院中に、私がデポ剤の注射による治療のメリットを説明したところ、患者さんは服薬ではなくリスペリドン持効性注射剤（ＲＬＡＩ）を打つことを選びました（ポイント5▼33ページ）。

三月に退院した後、現在まで、二週間に一回きちんと通院し、ＲＬＡＩ（三七・五ミリグラム）の注射による単剤療法を続けています（ポイント12▼73ページ）。

そして、患者さんは、

「（デポ剤の）注射により、（親から薬を促されることからくる）服薬のストレスがなくなったのが良い。注射は楽だ。落ち着いている」

と述べて、病状は、以前とは比べものにならないほど安定しています。

最近の診察では、患者さんは、

「調子は良い。一日二食はしっかりとれている。一人で買い物に行ったり、映画を見に行ったりできている」

と述べ、母親は、

「本人は、注射になってから、二週間に一回は必ず、病院に行かなきゃという態度になっている。落ち着いているので、再入院する不安はなくなった」

と笑顔で言っていました。

❀コメント❀

母親は、

「服薬を促すストレスがなくなりホッとしている」
と述べています。

そうすると、**自らの希望で**薬を内服からデポ剤の注射に変えたことにより、患者さん本人とご家族の両者が服薬にまつわるストレスから解放され、患者さんの病状が安定することにつながったと言えます。

また、母親の「再入院の不安がなくなった」という言葉は印象的です。**薬の剤形を選ぶことは、患者さんの心の環境を整えることに役立ち、薬がうまく効くようになることにつながる**ということでしょう。

このケースから、患者さんが医師から情報を得て相談して、薬の種類や薬の剤形を選ぶという**SDM**も治療上大切だと言えるだろうと思います。

症例12

二回患者心理教育に参加して、自信を持って病気を管理し、社会参加できるようになった二十代の女性

六年前、

「突然、思考が途切れてしまう」

と訴え、Aクリニックを受診しました。

その後、幻聴・空笑《くうしょう》（ひとり笑い）・被害妄想が見られるようになりましたが、通院治療により落ち着いていました。しかし、二年前に、

「統合失調症だと言われている。患者心理教育を受けたい」

と私の勤務するB病院を受診しました。

患者心理教育の「統合失調症に負けないぞ教室」に参加し終わった後も、継続して私の

もとに通院するようになりました。

服薬（アリピプラゾール　六ミリグラム／日）は守られていて、特に陽性症状を訴えることはなく、

「『統合失調症に負けないぞ教室』に参加して、勉強になった。今は、落ち着いている」

という感想を述べていました（診察時には、「以前、考えがまとまらないことがあった」とは言うものの、患者さんが前医からの紹介状に記してあった幻聴・空笑・被害妄想について話をすることはありませんでした。診察時に空笑が見られていました）。

患者さんは、半年ほどは規則的に通院していましたが、次第に通院間隔が間遠になり始めました。

一年前の四月、母親から

「（患者さんが）服薬しない。家族に対し敵意を持っているようで、全く話をしてこない。食事をせず痩《や》せてしまった。家におらず外出してばかりいる。心配なので、入院させたい」

という私への報告と相談がありました。入院してもらうこととし、患者さんを病院まで連れて来てもらうように依頼しました。

入院のために訪れた外来で、診察時、患者さんは、硬い表情で、母親が説明する病状を否認し、入院を拒否し、不穏だったため、医療保護入院となりました。

アリピプラゾール　一二ミリグラム、ゾテピン　五〇ミリグラム、ロラゼパム　一ミリグラム／日の処方で薬物療法を開始しました（この場合は、早く落ち着いてもらうためには、アリピプラゾールを増量し、抗精神病薬が二種類で、補助薬を使ってもやむを得ないと判断し、処方しました）（ポイント12▼73ページ）。

患者さんは、段々と落ち着き、次第に食事もしっかりとれるようになり、体重も戻ってきました。入院する前、家では、母親に対する被害妄想から食事もせず外出ばかりしていたということが分かりました。

そのうち、母親が家族教室に参加し始めました。このころ、患者さんは、母親への安心・信頼を回復させ、幻聴や被害妄想の訴えもなくなってきました。

入院一カ月ほどで退院の話もありましたが、患者さん本人から「もう一度、『統合失調症に負けないぞ教室』に参加して勉強したい」との希望が出されましたので、さらに一・五カ月間入院を継続することになりました。

その結果、

「私には、ずっとお化けの声がしていたが、これは実際に起きている現実世界のことで、幻聴ではないと思っていた。でも今、自分にも幻聴があったんだと分かったし、対処の仕方も分かった。『統合失調症に負けないぞ教室』に二回（今回と外来から参加した前回）参加して、やっと分かった。今、寝る前にお化けの幻聴は少しあるが、大丈夫だ」

と述べるようになりました。

二・五カ月の入院で退院しました。

退院時の処方は、アリピプラゾール　一二ミリグラム、ロラゼパム　一ミリグラム／日で非定型抗精神病薬の単剤療法となっていました（ポイント12▼73ページ）。

退院後は、きちっと服薬し規則的に通院しています。

「母親と会話したり家事の手伝いをしたりしている」

「デイケアに行こうかと思う」

と述べるなど、穏やかになっていました（ポイント6▼39ページ、ポイント7▼44ページ）。

その後、診察時に

「デイケアに行き始めてから、同じ病気の人と話せるようになって良い」

とデイケアの感想を述べていました。

しばらくデイケアの利用を続けた後、アルバイトで週二日働くようになりました（ポイント14▼85ページ）。

最近は、

「『統合失調症に負けないぞ教室』で習ったことで、自分は病気だと分かって、二度と入院しないという自信を持てるようになった。お化けの幻聴はない。大丈夫だ」

と話しています。

また、独学でドイツ語を勉強していて、

「ヨーロッパに行ってみたい」

と言うようにもなりました（ポイント15▼89ページ）。

現在の薬物療法は、アリピプラゾール　一二ミリグラム／日のみの単剤療法となっています（ポイント12▼73ページ）。

❁コメント❁

この患者さんの薬物療法は、**急性期はダイナミック療法で維持期は単剤療法**という理想的なものとなっていると言えます。入院の前と後を比較しますと、抗精神病薬の種類は変わらず単剤ですが、用量が入院後では増えています。また、入院の最初期では、抗精神病薬二種類と抗不安薬で静穏を図ったことで、病状が早期に安定したのだろうと思います。

そして、患者さんが主体的に二度目の患者心理教育のプログラムを受けることにしましたが、これが良かったと考えられます（普通の人は、患者心理教育への参加は一回です）。

発症以来六年間ずっと、幻聴の存在を意識せず、他者に言うこともなく、相談することもなかったわけですから、二度目の患者心理教育に出て、幻聴について本当に理解し、幻聴があることを言えるようになったことは、大変良かったと思います。

その結果、患者さんは、**幻聴にうまく対処し幻聴を軽減させることができるようになって、再発の不安なく、自信を持った社会参加ができるようになっている**と考えられます。

また、患者さんは、**ご家族との共有時間を持ち、家事の手伝いという共同作業をすることから始めて、段階的に社会参加ができるようになっています。**これで良いのです。

症例13

病識を持って規則的に通院して落ち着き、個性を生かした仕事に就くことができた四十代の女性

五年前、患者さんは、近隣に対する被害妄想から、大声を出し迷惑行為をするなど落ち着かないようになり、A病院に入院しました。

二カ月の入院治療で、症状が良くなったとのことで退院となりましたが、患者さんは、退院後は薬を飲まず一度も通院しませんでした。

その結果、翌年、症状が再燃して、以前と全く同じ状態になってしまったため、ご家族が困り果て、保健所の力を借りて、患者さんを私が勤務するB病院まで連れて来ました。

初診時、診察室で椅子に座ろうともせず、

「自分はこんな病院に来るような病気じゃない。今すぐ、胃を診てもらいに日赤病院の

内科に行きたい」

と興奮し大声を出していました。患者さん本人は入院を拒否しましたが、ご家族が入院治療を希望し医療保護入院となりました。

二カ月間の薬物療法と患者心理教育による入院治療で落ち着き、病識を持てるまでになりました（ポイント2▼16ページ、ポイント3▼22ページ）。

退院後は、以前とは違い、規則的に通院し服薬もしっかりできるようになっています。病状も被害妄想はなく安定し、隣人にも挨拶《あいさつ》するようになりました。

一年ほどは、家事を手伝いながら家で好きな英語の勉強をして過ごして、あまり頻繁に外出することはありませんでした（ポイント6▼39ページ）。

しかし、三年前に、働きたいとの希望を持つようになりました。得意な英語を使って、一日だけ（単発）の通訳のアルバイトを時々するようになりました。二年前には、患者さんは、単発のアルバイトではなく、正規職員として、英語力を活かした貿易関係の仕事をやっていきたいと思うようになりました。あるとき患者さんは、就労支援センターで、自分にぴったりの、英語を使って仕事をしたい人を対象とした講座を見つけ、半年間熱心にその講座に通いました。

その結果、一年前、パートでしたが、念願の貿易会社の仕事に就けました（ポイント14▼85ページ）。そして現在まで、働いています。化粧もしっかりして爽《さわ》やかな表情をした美しい女性になっています。

薬物療法は、アリピプラゾール　六ミリグラム／日の単剤療法です（ポイント12▼73ページ）。

❀コメント❀

患者さんは、以前の病院では、退院しても病識がないために服薬せず、通院もしなかったのですが、私のところでは、退院後きちんと服薬し規則的に通院して、美しい女性に変身して社会復帰しました。

このように、**病識を持っているか、持っていないかの差は大きく、人生を左右してしまう**のです。ですから、私は一〇〇％病名告知して、患者さんが病識を持てるように指導するようにしています。私は、**教育・対処・相談モデルに従い、明るい未来につながる病名告知をしていますので、私の病名告知を受けた患者さんは、頑張れるの**だろうと思います。

症例14

家庭環境の変化が患者さんのストレス軽減と意欲の改善につながった三十代の女性

患者さんは、高校三年生のときに発症しました。

思考障害・情緒不安定の症状が見られ、Aクリニックを受診しました。十年間通院していましたが、

「家族を殺したくなるほど、怒りが湧いてくる」

と言い、落ち着かなくなったため、B病院に五カ月間入院しました。

退院後、私の診察を求め、私の勤務するCクリニックに転医してきました。

初診時、患者さんは、思考障害、体感幻覚、被害妄想、臥床《がしょう》傾向・昼夜逆転、衝動性・破壊性の亢進《こうしん》が見られ、家族を責める発言を繰り返してイライラしていました。

その後もしばらくは、昼夜逆転・外出困難・被害妄想の訴えは続いていましたが、患者さんは、私のところに二年間継続して通院できています。そして、両親も月一回の家族会に休むことなく参加し、統合失調症の勉強をしています。

患者さんは、次第に落ち着き、診察時に

「体感幻覚はない。昼夜逆転は直っている。集中力が高まってきた」

と病状が改善してきたことを話すようになりました。

さらに、

「(家族会に参加して) 両親が変わってきた。父親が真剣に聴いてくれるのが良い。父親と散歩している。母親も頑張ってくれている。母の夕飯の手伝いをしている」

(ポイント6▼39ページ)

と、家族の変化についても落ち着いて話ができるようになりました。以前あったような両親に対し被害妄想的になったり責めたりする内容の発言は減ってきました。

患者さんは、以前ご家族と一緒でないと外出できませんでしたが、最近は、一人でデイケアに週二日参加できるようになりました(ポイント14▼85ページ)。

また、以前は化粧をせず暗い色の服を着ていましたが、最近は、明るい色の服を着て若い女性らしく化粧もしっかりできるようになっています（ポイント15▼89ページ）。

薬物療法は、アリピプラゾール　一二ミリグラム、オランザピン　一〇ミリグラム／日となっています。

❀コメント❀

この患者さんは、ずっとご家族を恨んでいましたが、最近家族心理教育に出て変わってきたご家族を信頼できるようになったことから、**安心してご家族に相談し、助けてもらいながら、回復に向かって努力できる**ようになっていると思われます。

このように患者さんの**家庭環境が変わることもストレス軽減と意欲の改善につながります。**

症例15

「力まず、焦らず、ゆっくりと、自然体で生きていけば良い」と考えられるようになった二十代の女性

患者さんは、幻聴・被害妄想・意欲減退などがあり、Aクリニックを受診しましたが、改善しないためB病院に入院しました。

幻聴や妄想などの陽性症状は少し改善しましたが、意欲減退の陰性症状はそのままでした。

五年前、患者心理教育を受けたいとの希望で、私が勤務しているC病院に入院しました。患者心理教育で勉強して、幻聴への対処がうまくできるようになって、幻聴に振り回されないで生活していく自信もついたため、退院しました。

しかし、退院後は、軽くなったものの意欲減退が続いていて、家で臥床《がしょう》気味でした。そ

れから二年後、少し元気が出てきたころ、作業所に通えるようになりました。その頃は、「作業所を卒業して、早く次の段階の普通の仕事ができるようになりたい」と話し、焦りが見られました。

しばらく作業所に通った後、患者さんは、遠く離れた都市で一人での寮生活をしながら学校に通いたいとの希望を持ちました。数カ月でしたが、一人で生活し、うまく学校に通うことができましたので、私はホッとしました。ところが、患者さんの望みはそれだけにとどまらず、さらに勉強したいと外国でホームステイをするまでになりました（ポイント14▼85ページ）。

最近の診察では、患者さんは、「今まで、仕事に就くことを目標にすべきだと思っていたが、今は、毎日を楽しく生活できれば、それで良いと思うようになった」と述べました。病気になって一度もしなかった布団干しをしたり、積極的に料理をつくったりと、家事を手伝うようになりました（ポイント6▼39ページ）。

患者さんは、力まず、焦らず、ゆっくりと、自然体で生きていけば良いと考えるようになったのだろうと思います（ポイント15▼89ページ）。

薬物療法は、アリピプラゾール　一二ミリグラム／日の単剤療法です（ポイント12▼73ページ）。

❁コメント❁

患者さんは、幻聴に振り回されて意欲を失い一日中寝たきりだった人です。そのような人が、自分の好きな勉強をしに外国まで出かけたというのは、目を瞠《みは》るようなすごいことです。にもかかわらず、患者さんは、最終的には、**「力まず、焦らず、ゆっくりと、自然体で生きていけば良い」と考えられるようになった**ようですから、本当に大したものです。

症例16

退院後病状が安定し、ボランティアを楽しめている五十代の女性

患者さんは、あるときから、

「家にいると、盗聴や盗撮をされているし、隣人が壁を叩いて嫌がらせしてくる。外出すると、見張られていたり、ストーカーされたりする」

と言い出し、転居を繰り返すようになりました。

転居をしても状況が変わらないことから、実家に戻ったのですが、その一年後ごろからは、喋《しゃべ》らなくなって昼夜逆転した生活になり、食事をとらず風呂にも入らなくなりました。

翌年、近くに住む妹さんが心配して、知人の力を借りて車に乗せ、私の勤務するA病院に連れて来ました。

しかし、受診を拒否し車から降りようとしませんでしたので、看護師に連れ出されて医療保護入院となりました。

入院八日目

診察では、

「三～四年前から盗聴が続きイライラしていた。軽い安定剤と睡眠薬が欲しかった。実家では大丈夫だったのに、妹は自分のことを何も知らないのだ。妹の言うことの方がおかしい」

と述べ、病識はなく、怒っていました。

入院十四日目

「幻聴君と妄想さんを語る会」に初めて参加し、ビデオを見た感想として、次のような発言をしました。

「ビデオの人には、自分と似ているところがあった。前は、自分だけがこんなふうなのだという思いがあったが、今は、自分だけじゃなく、似たような人は一杯いるのだと分かった。自分は病気なのだ」

と述べました。たった一回ビデオを見ただけで、病気を受け入れることができたのには、大変驚かされました。

入院二十一日目

診察時、

「ビデオがすごく効いちゃった。ビデオを見たことで自覚が始まった。人生が明るくなった。驚きの自覚だ。自分だけ特別だと思っていた。あきれて物が言えないほど自分はどうかしていた。幻覚・妄想だったと分かった。病棟の中では、人と比較して自分はまともだと思うだけで、自覚は絶対無理だったと思う。入院する直前は、隣の人の声が自分のことを言っている、誰かが指示している、テレビを通じて自分に言ってくる、と思い込んでいた。今は全くない。ビデオを見た途端に余計良くなった」

と述べるなど、しかり病識を持つことができていました。

入院二カ月目

退院しました。

退院後は、実家に帰り、母親と二人で生活しています。退院して六年ほど経ちますが、今は月一回一人で数時間かけて、私のもとへ外来で通い続けています。

「薬をきちっと飲み、リズム良く生活し日課をこなし運動もして、元気に暮らしている」（ポイント9▶56ページ）

と、笑顔で私に説明してくれます。

「入院中に見たビデオのことは、いまだに覚えている。ビデオの中の人の真似をして、引きこもらないようにしている」（ポイント13▶81ページ）

と私に話しています。

また、最近は、生け花や茶道をボランティアで町内の人に教えたり、毎日散歩したりして、元気に生活できています（ポイント15▶89ページ）。

薬物療法は、アリピプラゾール　三ミリグラム／日の単剤療法です（ポイント12▶73ページ）。

❀コメント❀

この患者さんは、患者心理教育の効果、すなわちビデオを用いた**ピア・サポート**の治療的効果が驚くほど顕著に見られた人です。今は、最低用量による薬物療法で安定した病状が維持できていて、患者さんは、**運動をこころがけ**、**生け花や茶道をボランティアで町内の人に教えて活躍している**とのことですから、大したものです。例えば、生け花については、自分がその日に使う花を考え、教えてあげる生徒さんの人数分の花を花市場まで仕入れに行くそうです。大変だろうと思います。このような社会復帰の仕方もあるのだなあと感心させられました。

その人に合った社会参加をできていれば十分です。そのうちにまた変化があるでしょう。普通の人生と同じです。**慌てる必要はありません。**

文献

(1) 渡部和成：患者・家族心理教育は統合失調症の長期予後を良好にする Ⅰ．ビデオを利用した認知集団精神療法の統合失調症治療における効果．臨床精神薬理、七：一三四一—一三五三、二〇〇四
(2) 渡部和成：患者・家族心理教育は統合失調症の長期予後を良好にする Ⅱ．家族心理教育の統合失調症治療における効果．臨床精神薬理、七：一三五五—一三六五、二〇〇四
(3) 渡部和成：患者・家族心理教育は統合失調症の長期予後を良好にする Ⅲ．Risperidoneは患者心理教育の効果を増強する．臨床精神薬理、七：一三六七—一三七七、二〇〇四
(4) 渡部和成：薬物療法と患者・家族心理教育からなる統合的治療が功を奏した統合失調症の一例．精神科治療学、二〇：一七五—一八二、二〇〇五
(5) 渡部和成：患者と家族に対する心理教育への継続参加が再入院防止に役立っている外来慢性期統合失調症の一症例．精神科治療学、二〇：六一三—六一八、二〇〇五
(6) 渡部和成：家族教室後のExpressed Emotion値に影響する因子と教室参加家族における患者の予後について．精神科治療学、二〇：一一五一—一一五六、二〇〇五
(7) 渡部和成：Risperidoneまたはhaloperidolで治療した統合失調症患者における退院後15ヵ月間の外来薬物療法の変化．臨床精神薬理、八：一四二五—一四三四、二〇〇五
(8) 渡部和成：Risperidone内用液と患者心理教育による急性期治療が奏効した統合失調症の重症入院症例．臨床精神薬理、八：一五六九—一五七三、二〇〇五

(9) 渡部和成：新しい統合失調症治療―患者と家族が主体のこころの医療．アルタ出版、東京、二〇〇六
(10) 渡部和成：急性期統合失調症における olanzapine 口腔内崩壊錠または risperidone 内用液単剤による入院治療経過の特徴．臨床精神薬理、一〇：九九五―一〇〇二、二〇〇七
(11) 渡部和成：初発および再発統合失調症の急性期入院症例におけるクライエント・パス（患者による治療経過評価）を利用した治療経過の特徴．精神医学、四九：一六一―一六九、二〇〇七
(12) 渡部和成：統合失調症をライトに生きる―精神科医からのメッセージ．永井書店、大阪、二〇〇七
(13) 渡部和成：統合失調症入院患者の家族の心理教育への参加態度と退院後二年非再入院率との関係．精神医学、四九：九五九―九六五、二〇〇七
(14) 渡部和成：統合失調症における退院後三年通院率にみる患者・家族心理教育の効果．臨床精神医学、三七：六九―七四、二〇〇八
(15) 渡部和成：Olanzapine あるいは risperidone 単剤で入院治療を行った統合失調症患者の退院後の非再入院率と通院単剤治療継続率の検討．臨床精神薬理、一一：一五〇五―一五一四、二〇〇八
(16) 渡部和成：統合失調症家族のＥＥ（感情表出）と家族心理教育の効果との関係．精神神経学雑誌、二〇〇八特別号、Ｓ三六四
(17) 渡部和成：統合失調症入院治療における患者心理教育の効果と抗精神病薬処方の関係．臨床精神薬理、一二：一八一七―一八二三、二〇〇九
(18) 渡部和成：病識のない慢性統合失調症通院患者に対する短期教育入院の試み．精神科治療学、二四：一三三―一三七、二〇〇九
(19) 渡部和成：統合失調症から回復するコツ―何を心がけるべきか．星和書店、東京、二〇〇九

(20) 渡部和成：統合失調症患者と家族への心理教育は五年非再入院率を高める．精神神経学雑誌、二〇〇九特別号、S四九九
(21) 渡部和成：統合失調症治療における「ビデオ利用型認知集団精神療法」の治療的意義．精神神経学雑誌、二〇〇九特別号、S四九九
(22) 渡部和成：統合失調症に負けない家族のコツ―読む家族教室．星和書店、東京、二〇一〇
(23) 渡部和成：図解決定版　統合失調症を乗りこえる！正しい知識と最新治療．日東書院本社、東京、二〇一〇
(24) 渡部和成：Risperidone 持効性注射剤による単剤維持療法への切り替えを自ら選択した統合失調症通院患者の一例．臨床精神薬理、一三：九六七―九七二、二〇一〇
(25) 渡部和成：Olanzapine と「教育 - 対処 - 相談モデル」．MARTA、九：一八―二一、二〇一一
(26) 渡部和成：患者さんが病識をもてるようになることは大切なことです．月刊みんなねっと、四九：一四―一七、二〇一一
(27) 渡部和成：統合失調症からの回復を願う家族の10の鉄則．星和書店、東京、二〇一一
(28) 渡部和成：統合失調症を支えて生きる家族たち．星和書店、東京、二〇一二
(29) 渡部和成、兼田康宏：患者心理教育への参加経験がある統合失調症通院患者の認知機能に対する aripiprazole の効果．臨床精神薬理、一五：三八九―三九六、二〇一二
(30) 渡部和成、堤祐一郎：Aripiprazole 内用液と心理教育による統合失調症治療が服薬アドヒアランスの確立に効果的であった統合失調症入院患者の一例．臨床精神薬理、一二：二一七五―二一八一、二〇〇九

おわりに

最後まで、本書をお読みいただきありがとうございました。統合失調症の治療では、患者さんが受け身ではなく積極的な治療態度を持ち続けることが大切なことですが、そのためには、患者さんが参考にすることができる患者さんの視点に立った有用な情報があると心強く便利だろうと思います。

どんな薬をどのように飲んでいくと良いのかを知ることは、治療上大事な情報の一つであることは間違いありませんが、それよりも患者さんが、病からの回復と自立に向けて、日常生活をどのように送っていくと良いかを知ることができる情報が非常に大事になります。しかし、患者さんは日頃こんなふうにするといいですよ、あるいは、こんなことを心がけるといいですよ、といった具体的なヒントを、病からの回復と自立を見すえて総合的にまとめた本は、今までなかったように思います。

そのような意味で、本書で著した「回復に役立つ治療と日常生活のポイント」は、統合失調症治療の流れを患者さんが病からの回復というゴールに向かって歩む長い旅路にたとえたときの、必携の道案内書として患者さんに役立てていただけるだろうと信じております。患者さんが、回復に向けた日々の生活と行動をしていくうえで、本書の15のポイントを理解し、常に参考にしていただければと思います。

ところで、私はこれまでに、統合失調症の患者さんを持つご家族が、どう統合失調症という病気を理解し、どう患者さんをサポートしていくと良いかということに関する本を四冊、本書と同じ星和書店から出版しています（『統合失調症から回復するコツ』『統合失調症に負けない家族のコツ』『統合失調症からの回復を願う家族の10の鉄則』『統合失調症患者を支えて生きる家族たち』）。本書を読んでくださった多くの患者さんが、既に出版した私の家族向けの本を読んでくださったご家族に支えられて、回復し自立できるようになられるとすれば、それは私にとって望外の喜びとなります。

本書に関して、読者の皆さんから忌憚のないご意見とご批判を頂戴できれば幸いに存じます。

最後になりましたが、本書の企画から出版まで通して、変わりない励ましと助言をしていただいた星和書店の石澤雄司社長と編集部の桜岡さおり氏に心より感謝申し上げます。

二〇一二年六月

渡部和成

◆著者略歴

渡部和成（わたべ　かずしげ）

1951年愛知県生まれ。1977年3月名古屋市立大学医学部卒業。同年4月愛知学院大学歯学部助手（大脳生理学）、1982年12月同講師。この間の1981年から1982年、アメリカ・カリフォルニア工科大学生物学部リサーチフェロー（神経生物学）。1987年4月八事病院（愛知県）精神科医師、1997年9月同副院長。2009年4月恩方病院副院長（東京都）。2012年4月北津島病院院長代行（愛知県）となり現在に至る。

医学博士。専門は統合失調症治療。

著書には、『新しい統合失調症治療―患者と家族が主体のこころの医療』（アルタ出版、2006年）、『統合失調症をライトに生きる―精神科医からのメッセージ』（永井書店、2007年）、『統合失調症から回復するコツ―何を心がけるべきか』（星和書店、2009年）、『統合失調症に負けない家族のコツ―読む家族教室』（星和書店、2010年）、『図解決定版　統合失調症を乗り越える！　正しい知識と最新治療』（日東書院本社、2010年）、『統合失調症からの回復を願う家族の10の鉄則』（星和書店、2011年）、『統合失調症患者を支えて生きる家族たち』（星和書店、2012年）がある。

学術論文は、臨床精神薬理、精神科治療学、精神医学、臨床精神医学の4誌に多数発表している。

第4回臨床精神薬理賞優秀論文賞受賞（2008年）。

統合失調症からの回復に役立つ治療と日常生活のポイント

2012年10月13日　初版第1刷発行

著　者　渡部和成
発行者　石澤雄司
発行所　株式会社星和書店
〒168-0074　東京都杉並区上高井戸1-2-5
電話　03（3329）0031（営業部）／03（3329）0033（編集部）
FAX　03（5374）7186（営業部）／03（5374）7185（編集部）
http://www.seiwa-pb.co.jp

ISBN978-4-7911-0821-3

統合失調症患者を支えて生きる家族たち

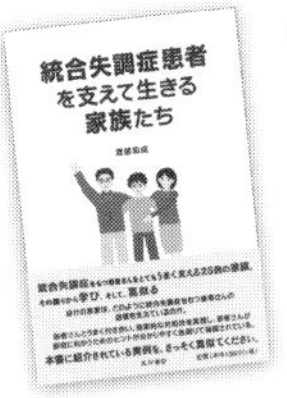

［著］**渡部和成**

四六判　160頁　1,500円

統合失調症の患者さんを上手にサポートできるようになった家族。統合失調症からの回復に向けて、それらの家族の「真似をする」ことが、効果的な対処法を実践できるようになる近道である。本書では、著者が家族会や外来診察室などで出会った家族の中から、統合失調症という病気をよく理解し、患者さんととてもうまく付き合っている素晴らしい家族を25例紹介する。全国の統合失調症の患者さんを持つ家族が、本書に紹介した家族の統合失調症治療への理解と対処の「真似」をすることにより、患者さんのみならず家族自身が元気になるヒントと安心を得ることができる。患者さんの病からの回復のために、家族として大事な役割を学び、良い対処法を実践している家族の例を読んで、さっそく「真似」をしよう。家族が体験から発した言葉は、すべてのご家族のヒントになる。

発行：星和書店　http://www.seiwa-pb.co.jp　価格は本体(税別)です